눈으로 읽고 써보는

韓藥漢字

順学堂

• 한약한문 집필에 지도해주신 교수님

· **육창수 약학박사**(경희대 약학대학 명예 교수. 중앙약사심의위원. 수입한약재감별위원.
전 경희대 약학대학 및 한약학과 교수. 경희동서의학연구소소장. 대한약사회 한약위원장)
· **김양일 약학박사**(아주대학교 글로벌제약임상대학원 교수. 수입한약재감별위원. 전 대한약사회한약위원장)
· **이민규 한의사**(안양시 원광한의원 원장)
· **류종훈 약학박사**(경희대학교 약학대학 한약학과 교수)
· **박호재 약학박사**(경희대학교 약학대학 한약학과 겸임교수)
· **길기정 한의학박사**(중부대학교 한방보건제약학과 교수)
· **구법성 이학박사**(중부대 한약자원학과 중국성도 중의대 명예교수)
· **하헌용 의학박사**(서원대학교 제약공학과 교수)
· **김선여 약학박사**(가천대학교 약학대학 교수)
· **한봉재 한의학박사**(서울 강남구 토종경희 한의원 원장)
· **이세연 한약학박사**(우석대학교 약학대학 한약학과 교수)
· **홍승헌 약학박사**(원광대학교 약학대학 한약학과 교수)

• 편집에 참여해 주신 青麥會 藥師님

· **김영택 약학박사**(현 전주시 덕진구 아중로 조약국)
· **강치원 약사**(현 경남 거제시 건강약국)
· **김미행 약사**(현 일성신약 품질관리부 이사)
· **손원휘 약사**(현 인천시 중구 큰사랑약국)
· **송민석 약사**(현 서울시 서초구 다솜약국)
· **이동연 약사**(현 서울시 강남구 온누리 혜린약국)
· **조현주 약사**(현 서울시 도봉구 퍼스트 요양병원 근무)
· **지혜정 약사**(현 서울시 강남구 성지프라자약국)
· **최명자 약사**(현 서울시 중구 주원약국)
· **최영아 약사**(현 인천시 서구 그린 온누리약국)
· **최종근 약사**(현 수원시 가나다약국)
· **필기인 약사**(현 인천시 부평구 문화약국근무)
· **함우식 한약학석사**(현 구리시 동구릉로 경희함약국)
· **황동규 약사**(현 오산시 기장동 오산신경정신병원 약국장)

우리고유의 **韓方醫學**(한방의학)이나 중국의 **傳統醫學**(전통의학)에는 그 **根源**(근원)이 함께 하는 것이라고 생각된다.

그러나 **韓方醫學**에는 아무리 많은 學派(학파)가 있다고 하드라도, 근세 중국의 한방의학은 국가적 지원과 지속적인 연구개발로 그 기본적인 **基礎理論**(기초이론)을 현대적으로 완성한 **中西醫結合政策**(중서의결합정책)의 결실로 만들어진 중국의 **中醫學**(중의학)을 능가할 수는 없다고 생각한다.

특히 **生理**(생리), **病理**(병리), **藥理**(약리)에 대한 기초이론이 현대의학적해석과는 조금 다르게 정리된 점도 있으나, **中醫學**(중의학)의 기본인 **辨證施治**(변증시치)는 거의 행해지고 있지 않는 실정이다. 이런 면에서 일부사람들이나 현대의학 분야에서는 **對症療法**(대증요법)에 불과하다고 평가 받고 있는 실정이 정말 안타깝다.

이런 지경인데 최근에는 **漢文**(한문)을 멀리하는 경향도 있어서 젊은 세대들에게는 **漢文**이라는 어려운 문턱도 있다. 그래서 **中醫學**(중의학)개론,**中藥學**(중약학)개론과 **鮮韓藥物學**(선한약물학)에서 목차대로 한문을 추려낸 것이다.

많이 부족하지만 직접 대학에서 강의하는 교수가 보는 학생들 입장과 또 한편으로는 한약한문의 위치를 잘 알고 있는 한약을 평생 공부하는 약사들의 입장에서 많이 사용하는 단어를 중심으로 선별하였습니다.

여러분들의 많은 의견과 부족한 점 지적해 주시면 더욱 좋은 내용으로 앞으로 계속 수정 보완 해 가겠습니다.

2020년 3월 편저자 일동

願学堂 대표 윤 용 호

第 一 章
本草의 性能과 作用

Ⅰ. 炮 製 (포 제)

※ 炮制(포제) 또는 **修治(수치)** 또는 **炮炙(포자)**

The processing of drugs.

Drugs processing is the process of traeting natural drugs in accordance with the therapeutical, dispensing and pharmaceutical requirements before they are used or further made into various preparations.

※ 炮制(포제)의 목적

The aim of Processing

1. To eliminate or reduce the toxicity, drastic actions and side effects of some drugs.(독성. 극성, 부작용을 제거 또는 감소시키기 위해)
2. To increase the efficacy of drugs.(약효를 증가할 목적으로)
3. To change the character and function of drugs so as to meet the therapeutic needs.(치료목적에 맞게 성능 또는 기능을 변화시키기 위해서)
4. To facilitate decoction, preparation and preservation.(제제, 저장을 편리하게 하기 위해서)
5. To get rid of impurities, non-medicinal parts and various bad tastes so as to make

drugs clean, pure and easy admit.(청결히 하여복용하기 쉽게하기 위해서. 잡물이나 이물질 또는 비약용 부위를 제거하기 위해서)

1. 基礎炮製 (기초포제)

· **炮炙 (포자)** : 포제, 수치라고도 하며 필요에 따라 약재를 가공처리 하는 법.

· **修治 (수치)** : 포자와 같은 의미.

· **毒性 (독성), 劇性 (극성)** : 중독을 일으키거나 발작 등을 일으키는 성질.

· **副作用 (부작용)** : 원래 의도한 약물의 약리작용 이외의 작용.

· **生薑汁 (생강즙)** : 생강을 갈아 만든 즙액.

· **明礬液 (명반액)** : 명반을 물에 녹인 용액.

· **巴豆霜 (파두상)** : 파두의 기름성분을 제거하여 만든 것.

· **蜜炙 (밀자)** : 꿀과 약재를 혼합하여 가열처리 하는 것.

· **潤肺止咳 (윤폐지해)** : 폐에 수분을 공급하여 기침을 멈추게 함.

· **藥性變形 (약성변형)** : 원래부터 가지고 있던 약의 성질을 변화시킴.

· **寒性 (한성), 寒症 (한증)** : 차가운 성질, 차가움을 호소하는 증상.

· **凉血 (양혈)** : 혈액의 열증을 해소함.

· **熱性 (열성), 熱症 (열증)** : 뜨거움을 호소하는 증상.

· **蒸製 (증제)** : 쪄서 가공하는 방법.

· **九蒸九曝 (구증구폭)** : 아홉 번 찌고 아홉 번 말리는 것.

· **熟地黃 (숙지황)** : 지황을 아홉 번 찌고 아홉 번 말려서 만든 것.

· **微溫 (미온)** : 약간 따뜻함.

· **補血 (보혈)** : 혈액을 보충함.

· **潤腸通便 (윤장통변)** : 대장에 수분을 공급하여 대변을 내려 보냄.

· **熟製 (숙제)** : 증제와 같은 의미.

· **肝腎陰虛 (간신음허)** : 간과 신장에 음액이 부족한 증상.

· **精血補益 (정혈보익)** : 정과 혈을 보하는 것.

· **煎煮 (전자)** : 약을 물로 끓이는 것.

· **堅甲類 (견갑류)** : 단단한 껍질을 가지는 종류.

· **鑛物類 (광물류)** : 광물성의 종류.

· **破碎 (파쇄)** : 깨트려 부수는 것.

· **淸潔 (청결)** : 깨끗이 함.

· **純淨處理 (순정처리)** : 잡질을 없애고 순수한 성분만을 남김.

· **粉碎處理 (분쇄처리)** : 가루상태로 만드는 것.

· **粗末 (조말)** : 입자가 비교적 큰 상태.

· **中末 (중말)** : 중간정도의 입자크기를 말함.

· **細末 (세말)** : 매우 가는 상태의 입자를 말함.

· **切斷處理 (절단처리)** : 잘라서 제거하는 것.

2. 用水修治

· **洗 (세)** : 물로 씻어서 잡질을 제거하는 방법.

· **漂 (표)** : 흐르는 물로 반복해서 씻어서 냄새나 독성을 감소시키는 방법.
구판 (龜板) 별갑(鱉甲) 烏賊骨 (오적골) 昆布 (곤포) 海藻 (해조)

· **泡, 浸 (포, 침)** : 자극성이 있는 약재를 다른 약재의 액에 담가서 자극성을 완화하는 방법.

· **吳茱萸 (오수유), 甘草液 (감초액)**

· **漬, 潤 (지, 윤)** : 약재에 소량의 물을 뿌려 절단하기 쉬운 상태로 만드는 것.

· **溶出 (용출)** : 유효성분이 용매에 녹아 나오는 것.

· **切片 (절편)** : 칼로 잘라 편상(片狀)으로 만든 것.

· **飮片 (음편)** : 잘게 잘라 복용할 수 있도록 만든 상태.

· **水飛 (수비)** : 주로 광물이나 패각류를 갈아서 물에 넣은 뒤 잘 저어주어 현탁액을 만들고 그 액을 취하여 건조시켜 고운 분말상태를 만든다.

· **鑛石類 (광석류)** : 자연에서 산출되는 광물의 종류.

· **貝殼類 (패각류)** : 조개류.

· **攪拌 (교반)** : 휘저어 섞음.

· **製粉 (제분)** : 가루를 만드는 것.

· **飛散 (비산)** : 가루상태가 공기 중에 흩어지는 것.

3. 用火炮製 (용화포제)

· **煆 (하), 燒 (소)** : 강한 불을 사용하여 직접 또는 간접으로 가열하는 것.
※ 直接煆 (직접하) , 間接煆 (간접하)

· **爛煆 (난하)** : 밀폐된 용기 속에 약재를 넣은 뒤 약한 불로 가열하는 것.

· **陳棕炭 (진종탄)** : 종려나무의 종피(棕皮)를 태운 것.

· **亂髮霜 (난발상)** : 사람의 머리카락을 태운 것.

· **炒 (초)** : 약재를 볶아서 가공하는 것.

· **淸炒 (청초)** : 보료 없이 약재만 단독으로 볶는 것.

· **炒黃 (초황)** : 약한 불로 약재의 표면이 노릇 해질 때까지 볶는 것.

· **炒焦 (초초)** : 중간정도의 불로 약재의 표면이 갈색이 되어 약간 타는 냄새가 날 정도로 볶는 것.

· **焦神麴 (초신국), 焦山楂子 (초산사자)**

· **炒炭 (초탄)** : 강한 불로 약물의 겉이 검게 탈 때 까지 볶는 것.

· **收斂 (수렴)** : 안으로 거두어들임.

· **止血 (지혈)** : 피를 멈추게 함.

· **輔料炒 (보료초)** : 보료를 사용하여 초하는 것.

· **麩炒 (부초)** : 밀기울과 함께 약재를 볶는 것.

· **米炒 (미초)** : 쌀과 함께 약재를 볶는 것.

· **土炒 (토초)** : 황토 또는 복룡간과 함께 약재를 볶는 것.

· **砂炒 (사초)** : 모래를 가열한 뒤 약물을 넣고 볶는 것.

· **健脾胃 (건비위)** : 비장과 위장을 튼튼히 함.

· **藥味 (약미)** : 약이 가지는 고유의 맛.

· **粳米 (갱미)** : 맵쌀.

· **糯米 (나미)** : 찹쌀.

· **燥性 (조성)** : 건조한 성질.

· **緩下 (완하)** : 성질이 줄어들어 부드럽게 함.

· **補中益氣 (보중익기)** : 중초의 기를 보하여 기를 이롭게 함.

· **補脾和胃 (보비화위)** : 비장을 보하고 위장을 조화롭게 함.

· **止嘔 (지구)** : 구역질을 멈춤.

· **止瀉 (지사)** : 설사를 멈춤.

· **湯用 (탕용)** : 탕약으로 사용하는 용도.

· **研粉 (연분)** : 갈아서 가루로 만든 것.

· **製丸 (제환)** : 환을 만드는 것.

· **蛤粉炒 (합분초)** : 패각을 갈아 이 가루를 가열한 뒤 약재를 넣고 볶는 것.

· **碎 (쇄)** : 깨뜨림. 파쇄

· **炮 (포)** : 강한 불로 재빨리 태움.

· **煨 (외)** : 불이 타고남은 재속에 묻어서 굽는 것.

· **隔紙煨 (격지외)** : 종이에 싼 약재를 용기에 넣어 굽는 것.

· **炙 (자)** : 액체 보료와 함께 약재를 가열하여 액체 보료를 약물에 침투시키는 것.

· **蜜炙**[1] **(밀자)** : 보료로 꿀을 사용하는 것.

· **酒炙 (주자)** : 보료로 술을 사용하는 것.

· **醋炙 (초자)** : 보료로 식초를 사용하는 것.

· **鹽炙 (염자)** : 보료로 소금을 사용하는 것.

· **薑炙 (강자)** : 보료로 생강즙을 사용하는 것.

· **酥炙 (수자)** : 보로로 졸인 젖(우유 또는 양의 젖)을 사용하는 것.

· **蜂蜜 (봉밀)** : 벌의 꿀

· **潤肺 (윤폐), 補中 (보중), 藥味矯正 (약미교정)**

· **黃酒 (황주), 白酒 (백주), 釀造酒 (양조주), 蒸溜酒 (증류주)**

· **活血通絡 (활혈통락)** : 피를 잘 돌게 하고 경락을 소통시킴.

· **米醋 (미초)** : 쌀로 빚은 식초.

1) 炙 (자) : 고기를 굽다. 굽다.
灸 (구) : 약쑥으로 살을 떠서 병을 고치는 방법. 뜸질.

· **收斂止痛 (수렴지통)** : 통증을 거두어들여 멈추게 함.

· **淸熱凉血 (청열양혈)** : 열증을 해소하고 혈분의 열을 없앰.

· **軟堅 (연견)** : 단단하게 뭉친 것을 풀어냄.

· **矯味 (교미)** : 맛을 좋게 함.

· **防腐 (방부)** : 썩는 것을 막음.

· **健胃止嘔 (건위지구)** : 위장을 튼튼히 하여 구토를 멈춤.

· **祛[2)]痰 (거담)** : 가래를 없앰.

· **烘, 焙 (홍, 배)** : 약한 불로 천천히 건조시키는 것.

4. 水火處理 (수화처리)

· **蒸 (증)** : 수증기로 찌는 것.

· **淸熱化濕 (청열화습)** : 열증을 없애고 체내에 저류하는 습을 없앰.

· **活血祛瘀 (활혈거어)** : 피를 통하게 하고 어혈을 없앰.

· **淸蒸 (청증)** : 보료 없이 찌는 것.

· **拌蒸 (반증)** : 보료와 함께 찌는 것.

· **煎 (전)** : 물이나 보조약물을 넣은 물로 충분히 끓이는 것.

2) **祛 (거)** : 떨어 없애다. 보내다. 쫓다.
袪 (거) : 소매. 옷자락

· **煮沸 (자비)** : 거품이 날 때 까지 끓이는 것.

· **淬, 焠 (쉬)** : 하소(煆燒)한 약물이 아직 뜨거울 때 약액에 담가 약액을 흡수시키는 것.

5. 其他炮製法 (기타포제법)

· **法製 (법제)** : 포제과정이 비교적 길고 사용되는 보조물이 많으며, 복잡하고 엄격한 조제규정이 필요한 포제법.

· **法霜 (법상)** : 극성이나 독성을 가지는 약물의 유지성분을 엄격하고 복잡한 조제규정을 통하여 정제시켜 독성을 완화하는 포제법.

· **滓 (재)** : 기름성분을 제거하고 남은 것. 찌꺼기.

Ⅱ. 性能과 作用

※ 성능과 작용

Each herb drugs has its own specific characters. The various characters and functions of these drugs concerning medical treatment include drug's properties(性), flavours(味), actions of lifting(昇), lowering(降), floating(浮) and sinking(沈), channel tropism(歸經), toxicity(毒性) etc.

"property(性)" refers to the cold(寒), hot(熱), warm(溫) or cool(凉) nature of herb drugs. "Flavours(味)" refers to the tastes of drugs, i.e. pungent(辛). sweet(甘), sour(酸), bitter(苦), salty(鹹) tasteless(淡) and astringent(澁).

1. 性味 (성미)

· **藥性 (약성)** : 약이 가지는 한, 열, 온, 량 또는 승, 강, 부, 침 등 고유의 성질.

· **寒, 熱, 溫, 凉 (한열온양)** : 차갑고 뜨겁고 따뜻하고 서늘한 성질.

· **人體反應 (인체반응)** : 약물을 복용하였을 때 인체에 나타나는 현상.

· **惡[3]寒 (오한)** : 차거나 추운 것을 싫어함.

· **發熱 (발열)** : 신체에 열감이 생기는 것.

· **頭痛 (두통)** : 머리의 통증

· **舌苔 (설태)** : 혀의 상부에 있는 백색 또는 미황색인 과립상의 물질.

· **風寒表證 (풍한표증)** : 현대의 감기증상으로 찬바람에 노출되어 머리가 아프고 오한이 나며 때로는 온몸에 통증을 호소하는 증상.

· **疔瘡 (정창)** : 상처가 곪아생긴 것. 뿌리가 깊어서 잘 치료되지 않으며, 원인은 열독으로 인한 것으로 본다.

3) 惡 **(오)** : 미워하다. 내보내다. 惡寒(오한), 惡熱(오열), 惡心(오심)
惡 **(악)** : 악하다. 추하다. 불길하다. 惡役(악역), 惡質(악질), 惡性(악성)

· **腫瘍 (종양)** : 상처가 곪기 전에 부어오른 것을 말한다. 피부의 종양은 대부분 오한을 동반하며 상처부위는 부어오르며 열감이 있다.

· **局所疾患 (국소질환)** : 몸의 특정부위에 발병한 질환.

· **發赤 (발적)** : 붉게 부어오르거나 붉은 반점이 나타나는 것.

· **腫脹 (종창)** : 온몸이 붓고 배가 답답하며 불어 있는 증상, 또는 국소가 부어오르는 것.

· **疼痛 (동통)** : 통증을 말함.

· **尿濃 (뇨농)** : 소변의 색이 진한 상태.

· **發熱 (발열)** : 열이 나서 체온이 상승하는 것.

· **熱象 (열상)** : 열로 인한 인체반응을 보이는 것.

· **治癒 (치유)** : 병을 치료하여 고침.

· **瀉火 (사화)** : 열로 인한 증상을 없애는 것.

· **解毒 (해독)** : 독으로 인한 증상을 풀어내는 것.

· **疾病治療 (질병치료)** : 병을 고치는 것.

· **散寒 (산한)** : 차가운 기운을 흩어 버리는 것.

· **藥味 (약미)** : 약물이 가지는 고유의 맛.

· **辛, 甘, 苦, 酸, 鹹, 淡, 澁** : 약물이 가지는 대표적인 맛으로 각각 (신, 감, 고, 산, 함, 담, 삽)의 맛이 가지는 성질이 다르다.

· **辨別 (변별)** : 분간 또는 구별해내는 것.

· **治療效果 (치료효과)** : 병을 치료하여 나타나는 효과.

· **辛 (신)** : 매운맛

· **發散 (발산)** : 외부로 내보내어 흩어버리는 것.

· **行氣 (행기)** : 인체의 기를 소통시킴.

· **補養 (보양)** : 인체의 양기를 보충함.

· **發汗行氣 (발한행기)** : 땀을 나게하고 기를 순환시키는 것.

· **甘 (감)** : 단맛

· **滋補 (자보)** : 음액을 보충하는 것.

· **和中 (화중)** : 비위를 조화롭게 하여 소화를 돕는 것.

· **緩急 (완급)** : 구토나 설사 등 급격한 증상을 완화시키는 것.

· **藥性調和 (약성조화)** : 각기 다른 약물의 성질을 조절하여 융화시키는 것.

· **調和諸藥 (조화제약)** : 각각 다른 성질을 가진 약물들이 서로 작용하여 부작용이 발생하는 것을 막아주고 약물이 가진 약효가 더욱 잘 발현하도록 도와주는 것.

· **酸 (산)** : 신맛

· **固澁 (고삽)** : 체내의 음액이 몸 밖으로 빠져나가지 못하도록 함.

· **止汗止瀉 (지한지사)** : 땀을 멈추고 설사를 멈춤.

· **苦 (고)** : 쓴맛.

· **瀉火 (사화)** : 열을 꺼뜨림.

· **燥濕 (조습)** : 습한 것을 말림.

· **通便 (통변)** : 배변시킴.

· **瀉下 (사하)** : 아래로 빠져나감.

· **止逆 (지역)** : 구토, 딸국질 등 넘어오는 증상을 멈추게 함.

· **鹹 (함)** : 짠맛.

· **軟堅散結 (연견산결)** : 단단한 것을 물러지게 하고 맺힌 것을 흩어지게 함.

· **消散 (소산)** : 맺힌 것을 흩어 사라지게 함.

· **淡 (담)** : 담담한맛.

· **滲濕利尿 (삼습이뇨)** : 체내의 수분을 빼내어 소변으로 나가게 하는 것.

· **滲利水濕 (삼리수습)** : 비정상적인 수액이나 대사물들을 장관 내에서 흡수하여 배설하는 것.

· **通利小便 (통리소변)** : 소변이 잘나오지 않는 것을 잘 나오게 함.

· **澁 (삽)** : 떫은맛.

· **固精 (고정)** : 체내의 정미물질이 새지 않게 하는 것.

· **止瀉 (지사)** : 설사를 멈춤.

2. 歸經 (귀경)

※ 歸經(귀경). Channel tropism

Channel tropism refers to a drug's selective therapeutic effects on a certain part of the body.

· **藏[4]腑經絡 (장부경락)** : 오장육부와 인체의 기혈이 순행하는 통로.

· **藥物適應範圍 (약물적응범위)** : 약물이 작용하여 약리작용을 수행할 수 있는 범위.

· **病變 (병변)** : 병세의 변화.

· **咳嗽 (해수)** : 기침 증상.

· **呼吸困難 (호흡곤란)** : 숨을 쉬기가 어려운 증상.

· **症狀 (증상)** : 질환으로 인하여 외부로 질병고유의 특징이 발현되어 나타나는 상태.

· **脇痛 (협통)** : 옆구리의 통증.

· **筋痙攣 (근경련)** : 근육이 혈액순환 부전이나 외부의 자극 등으로 수축과 이완을 반복하는 증상.

· **動悸 (동계)** : 가슴이 두근거리는 것. 비교적 가벼운 증상.

· **怔忡 (정충)** : 가슴이 몹시 두근거리는 것. 비교적 심한 증상.

4) **藏(장)** : 오장. 내장
藏(장) : 감추다. 간직하다.

· **意識不明 (의식불명)** : 정신을 잃은 상태.

· **疾病性質 (질병성질)** : 질환 고유의 성질.

· **寒, 熱, 虛, 實 (한, 열, 허, 실)** : 질병의 네 가지 성질.

· **淸, 溫, 補, 瀉 (청, 온, 보, 사)** : 치료의 네 가지 방법.

· **病症對應 (병증대응)** : 각 질환에 적합하게 대처함.

3. 藥物基本應用 (약물기본응용)

※ **配合**(배합) Compatibility.

In the application of grugs, sometimes a single drugs is used alone and sometimes two or more drugs are used together.

Called "going alone(單行)", "mutual reinforcement(相須)", "mutual assist ance(相使)", "mutual restraint(相畏)", mutual detoxication(相殺)", "mutual inhibition(相惡)" and "incompatibility(相反(상반)).

配合(배합)	compatibility
五行(오행)	5 elements
相生(상생)	generating sequence
相克(상극)	controlling sequence

上乘(상승)	over-acting sequence
相侮(상모)	insulting sequence
先天(선천)의 氣(기)	pre-heaven *Qi*
後天(후천)의 氣(기)	post-heaven *Qi*
精(정)	essence or kidney-essence
原氣(원기), 元氣(원기)	original *Qi*
營氣(영기)	nutritive *Qi*
宗氣(종기)	gathering *Qi*
穀氣(곡기)	food *Qi*
眞氣(진기)	true *Qi*
正氣(정기)	upright *Qi*
中氣(중기)	central *Qi*
血(혈)	blood
津液(진액)	body fluids
神(신)	mind
臟腑(장부)	internal organs
臟(장)	Yin organs
腑(부)	Yang organs

三焦(삼초)	triple burner or three burners
命門(명문)	gate of vitality
實(실)	fullness or excess
虛(허)	emptiness, empty or deficiency
本(본)	root
太陽(태양)	greater Yang
陽明(양명)	sunlight Yang
少陽(소양)	lesser Yang
太陰(태음)	greater Yin
厥陰(궐음)	absolute Yin
少陰(소음)	lesser Yin
意(의)	thought
志(지)	will power
痹症(비증)	painful obstruction syndrome
中風(중풍)	wind-stroke
淋症(임증)	difficult urination syndrome

· **配合 (배합)** : 약물을 처방하여 섞는 것.

· **單味藥 (단미약)** : 한 가지 약으로 치료하는 것.

· **相乘作用 (상승작용)** : 서로 다른 두 가지 이상의 약물이 서로 작용하여 목적하는 약리 효과를 더욱 뛰어나게 만드는 작용.

· **相互抑制 (상호억제)** : 약물 상호간에 약효나 독성을 억제하여 감소시키는 것.

· **藥物使用經驗 (약물사용경험)** : 약물사용의 경험.

· **單行 (단행)** : 하나의 약물로만 치료하는 것.

· **相須 (상수)** : 약효가 비슷한 두 가지 이상의 약물을 배합할 때 두 약물의 상호작용으로 약효가 더욱 증대되는 것.

· **相使 (상사)** : 하나의 주약에 대하여 주약과 약효가 다른 보조약을 섞을 때 약효가 더욱 증대 되는 것.

· **相畏 (상외)** : 독성을 가진 약물에 그 독성을 해독하는 작용을 가진 약물을 섞으면 독성이 감소하는 것.

· **相殺[5] (상쇄)** : 독성이 있는 약물에 해독작용이 있는 약물을 배합하면 독성이 완전히 사라지는 것.

· **相惡 (상오)** : 두 가지 이상의 약물을 배합할 때 약물 상호간의 길항작용에 의하여 약효가 약해지는 것.

· **相反 (상반)** : 두 가지 이상의 약물을 배합할 때 심한 독성이나 강한 부작용이 발

---

5) **殺(쇄)** : 지우다. 빠르다. 相殺(상쇄)
殺(살) : 죽이다. 殺傷(살상)

생하는 것.

· **重濁 (중탁)** : 증세가 심함. 무겁고 탁함.

· **使乘作用 (사승작용)** : 위로 올라가게 하는 작용.

· **妊婦 (임부)** : 임신부.

· **流産 (유산)** : 태아가 비정상적인 원인으로 인하여 유실되는 것.

· **芳香藥 (방향약)** : 향기를 가진 약물.

· **臨床經驗 (임상경험)** : 실제 치료의 경험.

· **處方 (처방)** : 질환에 상응하는 약물들의 종류와 용량을 나열한 것.

· **複方 (복방)** : 두 가지 이상의 처방을 합쳐 만든 처방.

· **慢性病 (만성병)** : 병세가 비교적 완만한 질병.

· **急性病 (급성병)** : 병세가 비교적 급한 질병.

· **健壯 (건장)** : 건강하고 장성한 모양.

· **煎藥法 (전약법)** : 약을 달이는 방법.

· **服用法 (복용법)** : 약을 먹는 방법.

· **湯劑 (탕제)** : 물로 달여서 먹는 약.

· **鐵器 (철기)** : 철제로 만든 그릇.

· **沸騰 (비등)** : 끓어오름.

· **揮發性分 (휘발성분)** : 정유 등의 기름성분으로 기화가 쉽게 일어나는 성분.

· **開閉 (개폐)** : 열고 닫음.

· **過度 (과도)** : 넘쳐나게 많음.

· **厚味滋補 (후미자보)** : 진한 맛으로 음을 보함.

· **弱火 (약화), 强火 (강화)** : 약한 불, 강한 불.

· **有效成分 (유효성분)** : 직접적으로 약효를 나타내는 성분.

· **先煎 (선전)** : 약을 달일 때 먼저 넣고 달이는 것.

· **後下 (후하)** : 약을 달일 때 나중에 넣고 달이는 것.

· **布煎 (포전)** : 약을 달일 때 특정약물을 베나 포로 싸서 달이는 것.

· **別煎 (별전)** : 약을 달일 때 다른 약물들과 별도로 달여서 합하는 것.

· **別炖 (별돈)** : 별도로 찌는 것.

· **溶解 (용해)** : 용매에 녹이는 것.

· **冲服 (충복)** : 가루와 함께 삼켜서 복용하는 것.

· **服藥時間 (복약시간)** : 약을 먹는 시간.

· **溫.冷服 (온, 냉복)** : 따뜻하게 또는 차게 먹는 것.

· **眞寒假熱 (진한가열)** : 실제로는 한증이나 보이는 증상은 열증을 나타내는 것.

· **眞熱假寒 (진열가한)** : 실제로는 열증이나 보이는 증상은 한증을 나타내는 것.

· **意識 (의식)** : 사리분별을 할 수 있는 정신상태.

· **鼻腔 (비강)** : 두면부의 코 안쪽 빈 공간.

· **製型 (제형)** : 약물의 제재형태.

· **散劑 (산제)** : 가루상태의 복용약.

· **丸劑 (환제)** : 둥근 환상태의 복용약.

· **膏劑 (고제)** : 고약상태의 복용약.

· **丹劑 (단제)** : 수은이나 유황을 함유하는 광물성 약을 가열승화 시켜서 만든 화합제.

· **酒劑 (주제)** : 술에 담가서 만든 형태로 된 복용약.

· **錠劑 (정제)** : 한약재 가루를 결합제와 함께 섞어 틀에 넣고 압착하여 만든 것.

· **注射劑 (주사제)** : 체내에 주사하는 약물의 형태.

· **携帶貯藏 (휴대저장)** : 가지고 다니거나 보관하는 것.

· **藥物持續性 (약물지속성)** : 약물의 효과가 지속되는 성질.

· **鉛丹 (연단)** : 납을 가공하여 만든 사산화삼연(Pb3O4).

· **白蠟 (백랍)** : 흰색의 밀랍.

· **粘性 (점성)** : 끈끈한 성질.

· **阿膠質 (아교질)** : 아교의 성분이 있는 것.

· **打撲傷 (타박상)** : 부딪혀서 생긴 상처.

· **密封 (밀봉)** : 공기가 통하지 않게 잘 막음.

· **浸出 (침출)** : 용매에 담가 특정성분을 녹여 내는 것.

· **速效 (속효)** : 효과가 빠름.

第 二 章

韓醫學 基礎知識

Ⅰ. 韓醫學 基礎知識

※ 氣, Qi. (vigor, energy, vitality)

气 means "vapour", "steam", "gas"

米 means (uncooked) "rice"

It is an air-like, ephemeral substance that circulates throughout the body much like blood does.

※ Functions of Qi.(氣의 작용)

1. Raising(推動, 추동)

2. Warming(溫煦, 온후)

3. Protecting(防禦, 방어)

4. Transforming & Transporting(氣化, 기화)

5. Holding(固澁, 고삽)

※ Post-Heaven and Pre-Heaven sources of Blood.

Spleen, stomach(脾胃) ⟶ post-heaven Qi(後天의 氣)
↓
blood(血)
↑
Kidney(腎) ⟶ pre-heaven Qi(先天의 氣)

1. 中醫學의 特徵과 基礎理論 (중의학의 특징과 기초이론)

· **整體觀念 (정체관념)** : 몸 전체를 각각의 기관이나 부위별로 나누어 생각하지 않고 전체가 상호 영향을 주고받는 하나의 개체로서 파악하는 개념. 변증론치와 더불어 중의학의 양대 이론.

· **辨證論治 (변증론치)** : 각각의 변증법에 의한 변증에 따라 치료하는 방법.

· **相互扶助 (상호부조)** : 서로 도와줌.

· **相互制約 (상호제약)** : 서로 제약함.

· **正氣 (정기)** : 기, 혈, 진액이 평형을 이루고 있는 건강한 신체의 상태.

· **四診 (사진)** : 네 가지의 진찰방법.

· **望診 (망진)** : 눈으로 보아 진찰하는 방법.

· **舌診法 (설진법)** : 혀의 상태로 병을 진단하는 방법.

· **色澤 (색택)** : 색깔과 윤택한 정도.

· **望神 (망신)** : 득신과 실신의 상태를 파악하는 것.

· **豫後 (예후)** : 예상되는 병의 진행경로.

· **得神 (득신)** : 병상이 중병 같아 보이나 회복하기 쉬운 상태.

· **示唆 (시사)** : 암시적으로 보여줌.

· **失神 (실신)** : 혹 위급한 증후가 없더라도 병상이 중증인 상태.

· **無欲狀 (무욕상)** : 아무것도 하고 싶지 않은 상태.

· **言語錯亂 (언어착란)** : 말의 두서가 없고 횡설수설하는 것.

· **循衣模床 (순의모상)** : 옷깃이나 침대모서리를 더듬는 것으로 위급한 증후를 나타냄.

· **撮空理線 (촬공이선)** : 허공에서 선을 잡으려 하는듯한 행동을 보이는 것으로 위급한 상태를 나타낸다.

· **假神 (가신)** : 전체의 병태와는 다른 돌연한 증후가 생기는 것으로 병상이 급변하여 악화된 증후를 나타낸다.

· **體位變換 (체위변환)** : 몸을 움직여 자세를 달리하는 것.

· **四肢痙攣 (사지경련)** : 팔다리의 떨림.

· **虛風內動 (허풍내동)** : 음허로 인하여 생긴 열증이 발전하여 풍증을 일으킨 것.

· **神經痲痺 (신경마비)** : 신경이 마비되어 전달 작용을 하지 못 함.

· **痰濁上擾 (담탁상요)** : 담탁이 상체에 저류하여 어지러운 증상.

· **正虛邪實 (정허사실)** : 인체의 정기가 허하고 병사가 실한 상태.

· **衝擊 (충격)** : 외부로부터의 자극.

· **戴陽 (대양)** : 하체에는 한증 상체에는 열증이 있는 증상.

· **虛陽浮越 (허양부월)** : 정혈이 부족하여 양기가 위로 떠오르는 증상.

· **重篤 (중독)** : 증세가 심각함.

· **鞏膜 (공막)** : 안구의 백색부분.

· **黃染 (황염)** : 누렇게 염색됨.

· **黃疸 (황달)** : 온몸과 눈, 소변이 누렇게 되는 병증. 주로 한습이나 습열이 중초부에 저류하여 담즙배설에 영향을 주어생긴다.

· **陽黃 (양황)** : 습열이나 양증으로 인한 황달로 병세가 비교적 빠르다. 색택이 비교적 밝은 황색이다.

· **陰黃 (음황)** : 한습 또는 음증으로 인한 황달로 병세가 비교적 완만하며, 색택이 양황에 비하여 어둡다.

· **萎黃 (위황)** : 기혈양허나 기생충에 의한 비위의 손상으로 인한 황달.

· **陳久性 (진구성)** : 오래도록 지속되는 성질.

· **白痦 (백배)** : 피부에 수포성 흰 발진이 돋는 병증. 주로 습열사기가 피부에 울체되어 생긴다.

· **粟狀 (속상)** : 좁쌀과 같은 형태.

· **隆起 (융기)** : 솟아오른 상태.

· **斑疹 (반진)** : 무늬가 다르다는 뜻의 斑(반)과 도드라져 올라와 생긴 두드러기라는 뜻의 疹(진)을 합친 말로 적색, 백색, 흑색 등이 있다. 피부병을 통칭한다.

· **氣不攝血 (기불섭혈)** : 기가 혈을 붙잡지 못하여 새어 나옴.

· **氣虛瘀血 (기허어혈)** : 기가 허하여 혈을 순행시키지 못하고 정체되어 혈이 뭉쳐서 어혈이 됨.

· **邊緣 (변연)** : 가장자리.

· **頸項部 (경항부)** : 뒷목부위.

· **上腕 (상완)** : 위쪽 팔.

· **飽滿 (포만)** : 배가 부름.

· **下肢靜脈瘤 (하지정맥류)** : 하체의 정맥이 혈액순환 장해로 인하여 피부에 돌출되는 질환.

· **魚鱗狀 (어린상)** : 물고기 비늘과 같은 피부상태.

· **肌膚甲錯 (기부갑착)** : 피부가 마르고 거칠어지면서 두터운 각질로 변화하여 어두운 색을 띄는 것.

· **指紋 (지문)** : 손가락의 무늬.

· **撓側 (요측)** : 옆 부분.

· **橫紋 (횡문)** : 가로 줄무늬.

· **風關 (풍관)** : 집게손가락의 가장 아래쪽 횡문.

· **氣關 (기관)** : 집게손가락의 두 번째 횡문.

· **命關 (명관)** : 집게손가락의 가장 끝의 횡문.

· **皮下脂肪 (피하지방)** : 피부아래 축적된 지방질.

· **胖大 (반대)** : 부풀어 팽창된 상태.

· **瘦瘠 (수척)** : 말라서 야윈 상태.

· **齒痕 (치흔)** : 이빨의 자국.

· **點刺 (점자)** : 혀의 끝부분이나 가장자리에 나타나는 가시모양의 융기와 홍색의 점을 말함.

· **茸狀乳頭 (용상유두)** : 뿔 모양이며, 액체를 분비하는 돌기.

· **裂紋 (열문)** : 깊이가 다른 홈이 여러 방향으로 나있는 문양.

· **溝狀舌 (구상설)** : 개천과 같이 홈이 파인 혀의 상태.

· **皺狀舌 (추상설)** : 구상설과 같은 뜻.

· **癒合 (유합)** : 질환이 해소되면서 접착되거나 봉합됨.

· **光滑 (광활)** : 빛이 나면서 번들거리는 것.

· **鏡面舌 (경면설)** : 거울 면과 같이 번들거리는 혀의 상태.

· **糸狀乳頭 (사상유두)** : 실모양이며, 액체를 분비하는 돌기.

· **萎縮 (위축)** : 줄어들어 수축됨.

· **强硬 (강경)** : 설강과 같은 의미로, 혀의 운동이 민첩하지 못하고 혀가 잘 돌지 않아서 말이 명료하지 못한 것.

· **舌强 (설강)** : 혀가 굳어져서 단단해짐.

· **敏捷 (민첩)** : 재빠름.

· **痿軟 (위연)** : 혀가 이완되어 운동이 느리고 힘이 없는 것.

· **舌痿 (설위)** : 위연과 같은 의미이다.

· **遲鈍 (지둔)** : 느리고 둔함.

· **肝風內動 (간풍내동)** : 간음이 스트레스나 음식부절 등 여러 가지 원인에 의하여 마르게 되면 간양(肝陽)이 과도하게 항진되어 경련(痙攣)이나 현운(眩暈) 등이 발생하게 되는데 이를 말한다.

· **肝陽化風 (간양화풍)** : 간풍내동의 일종으로 간양상항(肝陽上亢)의 증상이 과도하여 생긴 것을 말한다.

· **熱極生風 (열극생풍)** : 발열이 지속되어 음액의 소모로 인하여 발생하는 간풍내동의 증상이다.

· **血虛生風 (혈허생풍)** : 간혈허와 더불어 나타나는 간풍내동의 증상을 말한다.

· **痰迷心竅 (담미심규)** : 담탁(痰濁)이 심장의 혈관구멍을 막아서 생기는 증상으로 현대의 뇌동맥경화증이나 뇌경색 등의 중증에 해당한다.

· **熱盛傷津 (열성상진)** : 발열이 과도하게 되어서 체내의 음액을 손상시킨 것. 음허증에 해당한다.

· **振顫 (진전)** : 떨리는 것.

· **歪[6]斜 (왜사)** : 혀를 내밀 때 좌우 어느 한쪽으로 치우치는 것.

· **片痲痹 (편마비)** : 좌측이나 혹은 우측 한쪽만 마비되는 것.

· **弄舌 (농설)** : 혀를 놀리는 것.

· **前兆 (전조)** : 어떠한 질환이 발생할 때 먼저 나타나는 특정한 현상.

---

6) **歪(왜)** : 비틀어지다.
渦(와) : 소용돌이. 보조개.

· **瘀點 (어점)** : 어혈로 인한 자색의 반점.

· **絳舌 (강설)** : 진홍색의 혀.

· **有根 (유근)** : 설태가 혀에 긴밀하게 밀착되어 일체형으로 되어있는 것.

· **無根 (무근)** : 설태가 두터워서 혀와의 경계가 분명하며 쉽게 박리되어 떨어질 수 있는 것.

· **厚苔 (후태)** : 설태가 두꺼운 것.

· **薄苔 (박태)** : 설태가 얇은 것.

· **舌根部 (설근부)** : 혀의 뿌리부분.

· **舌尖 (설첨)** : 혀의 끝부분.

· **舌邊 (설변)** : 혀의 가장자리.

· **滑苔 (활태)** : 혀에 수분이 과도하게 많아 투명하거나 반투명한 액으로 덮여 있는 것.

· **乾苔 (건태)** : 설태가 건조한 것.

· **燥苔 (조태)** : 건조한 정도가 지나쳐서 손끝으로 만지면 거친 것을 느낄 수 있는 상태의 설태.

· **龜[7]裂 (균열)** : 거북껍질 모양의 갈라짐.

· **濕潤 (습윤)** : 습하고 축축함.

---

7) **龜(귀)** : 거북(귀), 갈라질(균) /여기서는 갈라질(균)으로 독음함
龜(구) : 나라이름

· **類乾苔 (유건태)** : 건태처럼 보이나 손으로 만지면 습윤해있는 설태.

· **裂紋苔 (열문태)** : 설태가 각양각색으로 갈라진 것으로 진액의 소모가 큰 것을 나타낸다.

· **腐苔 (부태)** : 혀의 표면에 두부의 비지와 같은 설태가 두껍게 쌓인 것으로 떨어지기 쉬운 것.

· **剝離 (박리)** : 표면에 부착된 것이 떨어짐.

· **食積 (식적)** : 과식, 소화불량.

· **胃陰虛 (위음허)** : 위장에 음액이 소모되어 나타나는 증상.

· **膩苔 (니태)** : 설태가 두터워서 점주한 물질이 덮여 과립이 없어진 설태.

· **舌淨 (설정)** : 정상 설태로서 아주 엷어 과립상을 나타내는 것.

· **垢膩苔 (구니태)** : 니태 위에 다시 혼탁한 점액으로 덮여 더럽게 보이는 설태.

· **粘膩苔 (점니태)** : 구니태와 같음.

· **濁膩苔 (탁니태)** : 구니태와 같음.

· **攻補兼施 (공보겸시)** : 공법과 보법을 동시에 행하는 것. 주로 병세도 강하고 정기도 허한 상태에 있을 때 사용한다.

· **剝苔 (박태)** : 설태의 일부가 벗겨져서 그 자리가 광활하게 무태(無苔)가 된 것.

· **花剝苔 (화박태)** : 설태가 여러 곳에서 편상(片狀)으로 떨어진 것.

· **地圖舌 (지도설)** : 지도상(地圖狀)으로 설태가 탈락하여 시간이 경과함에 따라 모양과 위치가 변화하는 것.

· **痰火鬱結 (담화울결)** : 담을 낀 화나 담에 의하여 생긴 화가 흩어지지 않고 맺혀 있는 것.

· **泉門 (천문)** : 양 눈썹 가운데서 앞 머리칼 부위까지를 말한다.

· **腎精不足 (신정부족)** : 신장에 저장된 정(精)이 부족한 것.

· **頭蓋縫合 (두개봉합)** : 머리 두개골의 빈틈이 닫힘.

· **上方凝視 (상방응시)** : 눈의 시선이 위쪽을 향함.

· **共同偏視 (공동편시)** : 시선이 한쪽으로 쏠림.

· **瞳孔散大 (동공산대)** : 동공이 이완된 상태.

· **角膜 (각막)** : 눈동자의 수정체를 보호하는 막.

· **眼窩 (안와)** : 눈에서 눈동자가 있는 움푹 들어간 부분.

· **下眼瞼 (하안검)** : 눈 아래쪽의 오목한 부분.

· **鼻翼呼吸 (비익호흡)** : 호흡할 때 호흡소리가 비교적 크게 들리는 호흡.

· **鼻根部 (비근부)** : 코의 뿌리부분.

· **癲癎 (전간)** : 발작적 의식장애가 오는 것을 주증으로 하는 병증. 간질을 말함.

· **糜爛 (미란)** : 피부 또는 점막의 표층이 결손 된 것. 흔히 피부염이나 화상, 외상 등으로 작은 물집 혹은 고름이 터진 자리에 생긴다.

· **睡眠 (수면)** : 잠.

· **扁桃 (편도)** : 인후부에 있는 기관으로 면역과 관계가 있다.

· **耳輪 (이륜)** : 귀 바퀴

· **耳垂 (이수)** : 귓불

· **甲狀腺腫 (갑상선종)** : 갑상선에 종양이 생긴 것.

· **心肺氣虛 (심폐기허)** : 심장과 폐장의 기가 허한 것.

· **心腎陽虛 (심신양허)** : 심장과 신장의 양기가 허한 것.

· **喀痰 (객담)** : 폐의 가래를 토하는 것.

· **肺膿瘍 (폐농양)** : 폐에 고름이 나는 질환.

· **肺氣不宣 (폐기불선)** : 폐의 기운이 온몸에 잘 퍼지지 않음.

· **酸臭 (산취)** : 시큼한 냄새.

· **肝膽濕熱 (간담습열)** : 간과 쓸개에 습증과 열증이 함께 온 것.

· **糞便 (분변)** : 대변.

· **頻尿 (빈뇨)** : 소변을 자주 봄.

· **尿意促迫 (뇨의촉박)** : 소변을 급히 보고 싶음.

· **排尿痛 (배뇨통)** : 소변을 볼 때 오는 통증.

· **殘尿感 (잔뇨감)** : 소변을 보고난 뒤 개운하지 않고 소변이 남아있는 듯한 느낌이 오는 것.

· **膏淋 (고림)** : 임증(淋症)의 하나로 소변이 쌀뜨물 같거나 기름 같으면서 시원하게 나오지 않는 병증.

· **聞診 (문진)** : 냄새를 맡거나 소리를 들어서 진찰하는 방법.

· **噯氣 (애기)** : 트림.

· **吃逆 (흘역)** : 딸국질.

· **胃氣上逆 (위기상역)** : 위장의 강탁작용(降濁作用) 실조로 인하여 하강해야하는 기가 거꾸로 솟아오르는 것.

· **嗄聲 (사성)** : 목이 잠긴 소리.

· **膨滿感 (팽만감)** : 부풀어 오른 느낌.

· **苦悶 (고민)** : 답답한 상태.

· **譫語 (섬어)** : 말을 더듬는 것.

· **鄭[8]聲 (정성)** : 의식이 흐리고 말소리가 낮고 똑똑하지 않으며 한 말을 되풀이하거나 앞뒤가 맞지 않게 말하는 것.

· **肝性昏睡 (간성혼수)** : 간열이나 간풍으로 인한 혼수상태.

· **問診 (문진)** : 의사가 환자에게 질문함으로써 현재질병의 발생, 경과 및 치료에 의한 반응을 알아내는 것.

· **自覺症 (자각증)** : 스스로 느낄 수 있는 증상.

· **旣往歷 (기왕력)** : 과거에 앓았던 질병 등의 병력.

· **職業 (직업)** : 하고 있는 일.

8) **鄭(정)** : 환자가 알아들을 수 없는 말을 웅얼거리는 것. 鄭聲(정성)
鄭(정) : 나라이름

· **嗜好 (기호)** : 좋아 하는 것.

· **現病歷 (현병력)** : 현재 앓고 있는 질병.

· **寒熱往來 (한열왕래)** : 한증과 열증이 번갈아가면서 나타나며 열감과 함께 체온이 상승하는 것으로 반표반리증에 잘 나타난다.

· **半表半裏症 (반표반리증)** : 표(表)와 이(裏)사이에 사기가 침범하여 생긴 병증. 대체로 몸이 추운 증상과 더운 증상이 교대로 나타난다.

· **潮熱 (조열)** : 밀물처럼 일정한 시간에 발열이 되는 것.

· **日哺潮熱 (일포조열)** : 해가 질 때쯤에 발열이 되는 것.

· **熱結腸胃 (열결장위)** : 열사가 장과 위에 맺힌 것.

· **手掌足蹠煩熱 (수장족척번열)** : 손바닥과 발바닥에 열이 나는 것.

· **五心煩熱 (오심번열)** : 손발바닥과 가슴 등 다섯 곳에 열감이 있는 것.

· **夜半 (야반)** : 한 밤중.

· **骨蒸潮熱 (골증조열)** : 신정이 고갈되어 진음이 부족하고 혈이 소모되어 골수가 고갈되기 때문에 생긴다. 뼈 속까지 후끈후끈 달아오른다 하여 골증조열이라 한다.

· **倦怠無力 (권태무력)** : 몸이 피곤하여 움직이기 싫고 힘이 없는 것.

· **惡寒戰慄 (오한전율)** : 추워하며 몸이 떨리는 것.

· **自汗 (자한)** : 잠이 깨어있는 상태에서 땀이 흐르는 것.

· **盜汗 (도한)** : 수면 중에 몸에서 땀이 나는 것.

· **病邪侵襲 (병사침습)** : 외부에서 병사가 몸으로 침입한 것.

· **汗腺閉塞 (한선폐색)** : 땀구멍이 막힌 것.

· **榮衛不和 (영위불화)** : 영기와 위기가 조화롭지 못한 것. 주로 상한(傷寒) 감기에 잘 나타난다.

· **戰汗 (전한)** : 땀이 비 오듯 쏟아지는 것.

· **消渴症 (소갈증)** : 당뇨병. 물을 아무리 마셔도 갈증이 가시지 않는 것.

· **脾胃濕困 (비위습곤)** : 비장과 위장이 습에 의하여 기능이 저하된 것.

· **胃强脾弱 (위강비약)** : 위의 기능이 강하고 비의 기능이 약한 것. 설사를 잘하는 증상이 나타난다.

· **口中和 (구중화)** : 병을 앓아도 입맛이 변하지 않는 것. 열증이 없음을 뜻함.

· **寒濕困脾 (한습곤비)** : 차가운 습이 중초에 쌓여 비장의 기능이 저해된 것.

· **呑酸 (탄산)** : 위의 신물이 목구멍까지 넘어왔다가 내려가는 증상.

· **熟眠 (숙면)** : 깊고 편하게 자는 잠.

· **中氣下陷 (중기하함)** : 중초부 즉 비위의 기운이 아래로 쳐져 위하수 소화불량이나 위하수 등을 일으키는 것.

· **腦障害 (뇌장해)** : 뇌의 기능에 장해가 온 것.

· **嗜眠 (기면)** : 잠을 자려고 함.

· **熱秘 (열비)** : 열증으로 인한 변비.

· **寒秘 (한비)** : 한증으로 인한 변비.

· **兎糞狀 (토분상)** : 토끼의 분변모양으로 나오는 대변.

· **腸燥便秘 (장조변비)** : 장관 내에 음액이 말라 생기는 변비.

· **氣秘 (기비)** : 기허로 인하여 생기는 변비.

· **隨伴 (수반)** : 부수적으로 따라옴.

· **虛實挾雜 (허실협잡)** : 허증과 실증이 동시에 오는 것.

· **裏急後重 (이급후중)** : 대변을 보았으나 뒤가 개운하지 않고 무거운 것.

· **灼熱感 (작열감)** : 뜨거운 느낌.

· **大腸濕熱 (대장습열)** : 대장에 습과 열이 맺혀 생긴 증상으로 대부분 설사를 동반한다.

· **脾胃氣虛 (비위기허)** : 비장과 위장의 기가 허해져 소화불량 설사 등을 일으키는 것.

· **脫肛 (탈항)** : 직장이 항문 밖으로 밀려나오는 것.

· **腸虛滑脫 (장허활탈)** : 수양변(水樣便)이나 대변의 실금 또는 탈항을 수반하는 증상으로 대장의 기가 허해 생긴다.

· **五更瀉 (오경사)** : 매일 이른 새벽이나 아침에 설사하는 것.

· **脾腎陽虛 (비신양허)** : 신장의 양기가 허하여 위쪽의 비장을 온후하지 못하므로 소화불량, 설사 등을 일으키는 것.

· **乏尿 (핍뇨)** : 소변을 자주보지 못하는 것.

· **膀胱氣閉 (방광기폐)** : 방광의 기화작용이 장애되어 소변이 시원히 나가지 못하는 증상.

· **餘瀝 (여력)** : 오줌을 다 눈 후에 오줌이 방울방울 떨어지는 것.

· **混濁 (혼탁)** : 색이 탁하고 흐림.

· **目眩 (목현)** : 눈이 빙빙 돌면서 어지러운 것.

· **頭眩 (두현)** : 머리가 어지러운 것.

· **耳鳴 (이명)** : 환자 자신의 귀에서 나는 소리.

· **增減 (증감)** : 늘어나고 줄어드는 것.

· **頑固 (완고)** : 고정되어 움직이지 않음.

· **前額部 (전액부)** : 앞이마 부위.

· **頂部 (정부)** : 머리꼭대기의 가장 높은 부위.

· **回轉性眩暈 (회전성현운)** : 몸을 돌릴 때 생기는 어지럼증.

· **起立性眩暈 (기립성현운)** : 앉았다가 일어설 때에 생기는 어지럼증.

· **聽力減退 (청력감퇴)** : 귀로 들을 수 있는 능력이 떨어짐.

· **胸內苦悶 (흉내고민)** : 가슴이 답답하고 막힌 듯한 통증이 있는 것.

· **胸痞 (흉비)** : 가슴이 그득한 듯한 질환. 풍한사, 풍열사, 기, 수음(水飮), 어혈 등이 가슴에 몰려서 생긴다.

· **腸癰 (장옹)** : 장암의 일종.

· **凝血塊 (응혈괴)** : 피가 응고되어 뭉쳐서 괴상(塊狀)으로 된 것.

· **切診 (절진)** : 의사가 환자의 맥을 보거나 환부를 눌러보아서 진찰하는 방법.

· **候脈 (후맥)** : 맥진, 절진과 같은 의미.

· **拍動 (박동)** : 맥이 오고가는 움직임.

· **橈骨動脈 (요골동맥)** : 손목내측 바로아래 요골위로 지나가는 동맥. 주로 맥을 보는데 사용한다.

· **腕關節 (완관절)** : 팔의 관절.

· **寸, 關, 尺 (촌, 관, 척)** : 맥을 잡는 부위의 명칭으로 요골경상돌기를 중심으로 손 쪽이 촌, 중간이 관, 팔 쪽인 제일 아래쪽이 척이다.

· **橈骨莖狀突起 (요골경상돌기)** : 손목의 요골이 볼록 튀어나온 부분.

· **橫膈膜 (횡격막)** : 가로막. 호흡을 하는데 관여하며 흉강과 복강을 구분하는 기준이 된다.

· **臍部 (제부)** : 배꼽부위.

· **胸腹部 (흉복부)** : 흉부와 복부를 말한다.

· **背部 (배부)** : 등 쪽 부분.

· **觸診 (촉진)** : 절진과 같은 의미.

· **脈診 (맥진)** : 절진과 같은 의미.

· **擧 (거)** : 맥을 짚을 때 가볍게 대어서 맥상을 보는 것.

· **浮取 (부취)** : 거와 같은 의미.

· **按 (안)** : 맥을 짚을 때 힘을 주어 깊게 눌러 맥을 보는 것.

· **沈取 (침취)** : 안과 같은 의미.

· **中取 (중취)** : 거와 안의 중간정도로 맥을 짚는 것.

· **尋 (심)** : 손가락을 이동한다든지 가하는 힘에 변화를 주면서 자세하게 맥상을 보는 것.

· **總按 (총안)** : 촌, 관, 척 세부위의 맥을 동시에 짚는 것.

· **單診 (단진)** : 촌, 관, 척 세부위의 맥을 각각 진찰하여 서로간의 차이를 비교하는 것.

· **遲速 (지속)** : 끊이지 않고 계속됨.

· **浮沈 (부침)** : 뜨고 가앉는 것. 맥의 상태를 말할 때 주로 사용된다.

· **氣 (기)** : 혈과 더불어 인체를 구성하고 있는 주요 구성물질로서 혈이 물질적이며 음적인 것에 반해 형체가 없고 양적이다.

· **推動 (추동)** : 생장과 발육, 모든 조직과 장부, 경락의 생리활동과 혈액의 순환, 신경활동 그리고 체액의 수포와 물질대사를 추진하는 것.

· **溫煦 (온조)** : 에너지 대사와 순환기능을 수행하여 체온을 유지시키는 것.

· **防禦 (방어)** : 외부로부터 병사의 침입을 막고 침입한 병사에 대항하여 저항하는 작용.

· **氣化 (기화)** : 소화흡수, 가스교환 등을 통하여 음식물로부터 기, 혈, 진액을 생성

하고 이것을 전신으로 수포하여 땀, 오줌, 타액 등으로 바꾸어 배설하는 일련의 물질 전화(轉化)의 기능이다.

· **固攝[9] (고섭)** : 혈액이 혈관 밖으로 새지 않도록 하고, 정액이나 땀 등이 새지 않도록 붙잡는 작용.

· **元氣 (원기)** : 기의 전반을 뜻하는 기본적인 말로 선천적으로 갖추어진 기를 말한다.

· **原氣 (원기)** : 원기와 같은 의미.

· **眞氣 (진기)** : 원기와 같은 의미.

· **宗氣 (종기)** : 흉(胸) 중의 기로서 흉양(胸陽)이라고도 하며, 폐의 호흡기능과 심장의 구혈능을 말한다.

· **驅血能 (구혈능)** : 심장이 피를 밀어내어 순행시키는 작용.

· **胸陽 (흉양)** : 종기(宗氣)와 같은 의미.

· **衛氣 (위기)** : 위양(衛陽) 이라고도 하며, 맥관 밖을 끊임없이 운행하는 기로서 안으로는 장부에, 밖으로는 피부와 근육에 분포하며 체표를 보호하여 외부의 사기가 들어오지 못하게 한다. 또한 땀샘의 입모근을 조절하여 체온을 조절하며 피부를 윤활하게 하는 기능을 갖는다.

· **營氣 (영기)** : 혈과 같이 맥관의 내부를 순행하는 기로서 혈을 생성하여 전신을 영양, 자윤하는 기능을 갖는다.

· **中氣 (중기)** : 중초부의 기, 즉 비와 위의 기를 말한다.

---

9) **攝(섭)** : 당기다. 잡다. 쥐다.
澁(삽) : 떫다. 말하기 꺼리다.

· **血 (혈)** : 단순한 혈액의 의미 외에도 혈액이 갖는 유양(濡養)작용과 물질적 기초를 말한다.

· **津液 (진액)** : 몸 안의 체액을 통칭하는 말로서 진액은 체내의 일정한 계통을 따라 순환하거나 필요에 따라 분비되는 분비물을 말한다.

· **三焦氣化 (삼초기화)** : 진액대사 조절과정의 전반을 말하는데, 상, 중, 하초의 삼초가 관여하여 인체의 진액을 조절하는 것이다.

· **辨證施治 (변증시치)** : 중의학의 진단과 치료의 전 과정을 나타낸 말로서, 먼저 증상을 가려낸 뒤 거기에 합당한 치료를 시술하는 것을 의미한다.

· **用藥綱領 (용약강령)** : 약물을 사용함에 반드시 준수해야할 목록.

· **精微物質 (정미물질)** : 가장 맑고 깨끗하며 가장 미세한 물질.

· **生理活動 (생리활동)** : 생체의 정상적인 생명활동.

· **新陳代謝 (신진대사)** : 생명체가 생명을 유지하기 위하여 영양분을 섭취하고 체온을 유지하는 등의 작용을 하는 것.

· **方劑基礎 (방제기초)** : 약을 처방하는 데에 있어 기초가 되는 것.

· **物質轉化 (물질전화)** : 하나의 물질을 다른 종류의 물질로 바꾸는 것.

· **病邪抵抗力 (병사저항력)** : 외부로부터 침입한 병사에 대항하여 인체를 보호하려는 힘.

· **外邪 (외사)** : 외부의 사기를 뜻하는 말로, 육음의사(六淫之邪)를 말한다.

· **發病因子 (발병인자)** : 병을 일으키는 요인.

· **外邪侵入 (외사침입)** : 외부의 사기가 체내로 들어옴.

· **傳染防止 (전염방지)** : 질병이 옮기는 것을 방지함.

· **脈管 (맥관)** : 혈액이 돌아가는 통로, 즉 혈관을 말함.

· **滋養 (자양)** : 음액을 보충하는 방법. 보(補)법의 일종.

· **滋潤 (자윤)** : 수분을 보충하여 촉촉하게 하는 것.

· **營養 (영양)** : 에너지를 공급하여 생리활동을 유지시키는 것.

· **濡養 (유양)** : 자윤과 영양을 합한 말.

· **體液 (체액)** : 진액의 의미와 같음.

· **精氣 (정기)** : 생명활동을 유지하는데 필요한 정미로운 물질과 그 기능을 말한다. 남녀의 정(精)을 의미.

· **陽氣 (양기)** : 음액과 함께 인체를 구성하는 기본물질로서 기능적인 면을 말한다.

· **陰液 (음액)** : 양기과 함께 인체를 구성하는 기본물질로서 물질적인 면을 말한다.

· **表裏 (표리)** : 겉과 속.

· **五臟六腑 (오장육부)** : 간, 심, 비, 폐, 신, 담, 소장, 위, 대장, 방광, 삼초를 가리킴.

① 肝 (간)

※ The functions of the liver are stores blood, ensures the smooth flow Qi, contrls the sinews, manifests the nails, opens into the eyes and it houses the Ethereal Soul.

· **自律神經系 (자율신경계)** : 대뇌의 의지와 관계없이 자율적으로 작용하는 신경으로 교감신경과 부교감신경으로 나눈다.

· **運動系 (운동계)** : 운동에 관계하는 조직계.

· **血液調節 (혈액조절)** : 혈액의 순환과 혈액량을 조절하는 것.

· **中樞神經系 (중추신경계)** : 크게 뇌와 척수로 나뉘며, 운동기, 감각기, 반응기 등을 조절한다.

· **視覺系 (시각계)** : 눈으로 보는 작용에 관계된 조직계.

· **大腦邊緣系 (대뇌변연계)** : 대뇌반구의 안쪽과 밑면에 해당하는 부위를 말하는 것으로 종족유지에 필요한 본능적 욕구와 직접적 관계를 가지고 있음.

· **解毒機能 (해독기능)** : 독성을 없애는 기능.

· **膽汁分泌 (담즙분비)** : 쓸개즙의 분비.

· **排泄 (배설)** : 노폐물을 체외로 내보내는 것.

· **四肢軀幹 (사지구간)** : 팔 다리와 몸체를 말함.

· **腱 (건)** : 인대.

· **關節 (관절)** : 뼈의 움직일 수 있는 부위. 각 뼈 사이의 연결부.

· **疏泄主管 (소설주관)** : 막힌 것을 소통시키고 노폐물을 배설하는 것을 주관함.

정서적인 면과도 관계가 있다.

· **藏血 (장혈)** : 피를 저장함.

· **主筋 (주근)** : 근육을 주관함.

· **爪[10]甲 (조갑)** : 손톱.

· **升動 (승동)** : 위로 움직임.

· **肝陽常有餘 (간양상유여)** : 간의 양기는 항상 남는다. 이는 금원사대가중 자음파인 주단계선생의 이론이다.

· **肝陰常不足 (간음상부족)** : 간의 음액은 항상 부족하다.

· **開竅 (개규)** : 각 장부마다 그 장부의 좋고 나쁨이 나타나는 인체의 특정 부위가 있는데, 이처럼 어떤 장부의 상태가 신체부위에 나타나는 것을 '개규한다.' 라고 한다.

② 心 (심)

※ The functions of the heart are governs blood, controls the blood vessels, manifests in the complexion, houses the mind, opens in to the tongue and it controls sweat.

· **心主神志 (심주신지)** : 심장은 정신과 의지를 주관한다.

· **思惟活動 (사유활동)** : 생각하고 사고하는 활동.

· **高次神經系 (고차신경계)** : 중추신경계를 의미.

10) **爪(조)** : 손톱. 爪甲(조갑) 손톱
瓜(과) : 오이. 瓜蔕(과체) 꼭지

· **顔面 (안면)** : 얼굴부위.

· **機能狀態 (기능상태)** : 작용하고 있는 상태.

· **反映 (반영)** : 나타내어 보여줌.

· **心包絡 (심포락)** : 심장을 싸고 있는 심포(心包)의 경락.

· **保護 (보호)** : 지킴.

③ 脾 (비)

※ Transporting, distributing and transformation water and food.(**運化**-운화-를 **主**한다). Keeping blood circulation within the vessels.(**統血**-통혈-한다)

· **消化吸收 (소화흡수)** : 음식물 등을 분해하여 영양분으로 빨아들임.

· **物質代謝 (물질대사)** : 생명활동을 유지하기 위한 일련의 반응.

· **體液平衡 (체액평형)** : 인체 내 수액의 평형상태.

· **免疫維持機能 (면역유지기능)** : 외부의 질병으로부터 인체를 지켜내는 면역력을 유지시키는 기능.

· **後天之本 (후천지본)** : 사람이 태어난 이후의 생명활동의 근원으로 주로 비위를 말한다.

· **先天之本 (선천지본)** : 사람이 태어나기 전 태아상태로 있을 때의 생명의 근원. 주로 신장을 말한다.

· **血液循環 (혈액순환)** : 혈액의 순환.

· **運化 (운화)** : 운수(運輸)와 소화를 주관하는 것으로 이는 음식물의 소화와 정미물질의 수포(輸布)를 말한다.

· **統血 (통혈)** : 피를 통솔하는 것.

· **升淸 (승청)** : 주로 비장에서 정미로운 물질을 흡수하여 폐로 올려 보내는 것.

· **四肢肌肉 (사지기육)** : 팔다리와 살.

· **內臟平滑筋 (내장평활근)** : 장기를 구성하는 불수의근을 말함.

④ 肺 (폐)

Taking charge of Chi(氣).

· **體溫調節 (체온조절)** : 일정한 몸의 온도를 유지하도록 조절하는 것.

· **水道通調 (수도통조)** : 수분의 배설을 총괄하는 것.

· **不感蒸泄 (불감증설)** : 겨울이 되어 기온이 내려가면 체내의 수분이 배출되지 않고 체내에 약 1리터 가량 더 남아 있게 되는 것.

· **皮毛 (피모)** : 가죽과 털.

· **肅降 (숙강)** : 아래로 내려 보냄.

· **宣散 (선산)** : 넓게 펴서 흩어냄.

· **潤澤 (윤택)** : 수분이 있어 윤활한 상태.

⑤ 腎 (신)

※ The kidney lies in the loins on either side of the spinal column and stored within kidney essence of life.

* canon of medicine(**內經**－내경); fire of vital gate(**命門**－명문－의 **火**－화).

· **泌尿生殖器系 (비뇨생식기계)** : 배설과 생식에 관계하는 조직계.

· **造血系 (조혈계)** : 혈액을 생성하는 조직계.

· **內分泌系 (내분비계)** : 체내의 호르몬 등을 분비하는 조직계.

· **水分濾過 (수분여과)** : 신장의 사구체에서 일어나는 수분의 재흡수와 분비 등의 작용.

· **視床下部 (시상하부)** : 뇌의 시상의 아래쪽으로서 호르몬의 분비와 관계가 있다.

· **腦下垂體 (뇌하수체)** : 뇌의 부분을 가리키는 것으로 전엽과 후엽으로 나뉘며, 각종 호르몬을 분비한다.

※ 전엽 호르몬 : 생장호르몬, 갑상선자극호르몬, 부신피질자극호르몬, 여포자극호르몬, 황체형성호르몬, 젖 분비자극호르몬,

※ 후엽 호르몬 : 항 이뇨호르몬(바소프레신), 옥시토신(자궁수축호르몬)

· **副腎系 (부신계)** : 콩팥의 위쪽에 붙어있는 호르몬 분비기관.

· **骨髓 (골수)** : 뼈 내부의 수액.

· **腦 (뇌)** : 대뇌, 소뇌, 간뇌, 연수 등 운동, 사고 , 항상성 등을 관장하는 머릿속의 기관.

· **二陰 (이음)** : 대소변을 배설하는 기관.

· **呼吸中樞 (호흡중추)** : 호흡을 담당하는 신경기관.

· **妊娠 (임신)** : 아이를 가짐.

· **子宮 (자궁)** : 태아가 성장하는 모체의 기관.

· **納氣 (납기)** : 기를 빨아들임. 호흡을 들여 마시는 것.

· **聽力 (청력)** : 귀로 듣는 능력.

· **肝腎同源 (간신동원)** : 간장과 신장의 근원은 같다는 말로서, 오장(五臟)중 간과 신은 음의 장부이며 둘 다 분류상 하초에 속한다.

· **髮 (발)** : 머리카락.

⑥ 膽 (담)

· **奇恒之腑 (기항지부)** : 뇌(腦), 수(髓), 골(骨), 맥(脈), 자궁(子宮), 담(膽)을 통틀어서 말하는 것으로, 기능과 형태적으로 오장육부와 구별되는 특이한 기관과 조직이라는 뜻에서 붙인 이름이다.

⑦ 胃 (위)

· **腐熟 (부숙)** : 음식물을 소화시키는 것.

· **受納 (수납)** : 거두어들임.

· **降濁 (강탁)** : 탁한 것을 아래로 내려 보냄.

· **橫紋筋 (횡문근)** : 가로무늬근육.

· **平滑筋 (평활근)** : 민 무늬근육

· **幽門 (유문)** : 위의 아래쪽 입구로 십이지장과 연결된 곳.

· **噴門 (분문)** : 위의 위쪽 입구로 식도와 연결된 곳.

⑧ 小腸 (소장)

· **淸濁分別 (청탁분별)** : 정미로운 영양물질과 노폐물을 분리해내는 것.

· **殘渣 (잔사)** : 나머지 찌꺼기.

· **闌門 (난문)** : 대장과 소장의 연결지점으로 대장과 소장을 구분하는 기준점이 된다.

· **絨毛 (융모)** : 장관내벽에 돌출된 털 모양의 조직으로 접촉면적을 넓혀서 영양분의 흡수를 용이하게 한다.

· **機序 (기서)** : 어떠한 일이 일어나는 순서.

⑨ 大腸 (대장)

· **糟粕轉化 (조박전화)** : 소장으로부터 찌꺼기를 받아서 일부의 잔여 수분을 흡수하고 나머지를 분변으로 배출하는 것.

· **肛門 (항문)** : 대변을 내보내는 곳.

· **下痢 (하리)** : 설사

⑩ 膀胱 (방광)

· **尿液 (뇨액)** : 오줌.

· **貯留 (저류)** : 배출되지 않고 남아있음.

· **適宜 (적의)** : 적당하게.

⑪ 三焦 (삼초)

· **輸送 (수송)** : 운반.

· **排泄機能 (배설기능)** : 몸 밖으로 내보내는 기능.

· **連繫 (연계)** : 다른 것과 연결되는 것.

· **詳細 (상세)** : 자세하게.

· **病因 (병인)** : 병을 일으킨 원인이 되는 요소.

· **外因 (외인)** : 외부로부터 병을 일으킨 요인.

· **風邪 (풍사)** : 병을 일으키는 기서와 병의 성질이 바람의 성질과 비슷한 외사.

· **寒邪 (한사)** : 병을 일으키는 기서와 병의 성질이 차가운 기운의 성질과 비슷한 외사.

· **濕邪 (습사)** : 병을 일으키는 기서와 병의 성질이 습한 기운의 성질과 비슷한 외사.

· **暑邪 (서사)** : 병을 일으키는 기서와 병의 성질이 더운 기운의 성질과 비슷한 외사.

· **燥邪 (조사)** : 병을 일으키는 기서와 병의 성질이 건조한 기운의 성질과 비슷한 외사.

· **火邪 (화사)** : 병을 일으키는 기서와 병의 성질이 뜨거운 기운의 성질과 비슷한 외사.

· **收縮 (수축)** : 줄어드는 것.

· **消耗 (소모)** : 사용하여 줄어드는 것.

· **特徵 (특징)** : 특수한 외형.

· **急性傳染病 (급성전염병)** : 병세가 급격한 전염성질환.

· **癘[11]氣 (여기)** : 유행성의 전염병으로 병세가 대단히 급격함.

· **內因 (내인)** : 인체 내부의 병을 일으키는 요인.

· **喜怒憂思悲恐驚 (희노우사비공경)** : 즐거움, 화냄, 걱정함, 생각이 깊음, 슬퍼함, 두려움, 놀람.

· **內傷七情 (내상칠정)** : 내인으로 인체에 질병을 야기할 수 있는 일곱 가지 감정.

· **不內外因 (불내외인)** : 내인도 아니고 외인도 아닌 것.

---

11) **癘(려)** : 전염병. 염병 癘氣(여기) 전염병
蠣(려) : 굴. 구조개 牡蠣(모려) 굴조개

· **飮食不節 (음식부절)** : 음식을 절제하지 못함. 질병의 원인이 됨.

· **房事過度 (방사과도)** : 남녀간의 교합이 과도한 것.

· **疲勞 (피로)** : 노역이 심하여 신체가 피곤함.

· **外傷 (외상)** : 체표에 입은 상처.

· **寄生蟲 (기생충)** : 체내, 외에 붙어서 살며 기생체로부터 영양분을 얻어 생활한다.

· **病理産物 (병리산물)** : 병세가 진행됨에 따라 만들어지는 생성물.

· **八綱辨證 (팔강변증)** : 질병의 성질을 파악하는데 있어서 여덟 가지의 강목.

· **陰陽 (음양)** : 차가운 성질과 따뜻한 성질.

· **表裏 (표리)** : 겉과 속.

· **寒熱 (한열)** : 찬 것과 뜨거운 것.

· **虛實 (허실)** : 모자란 것과 넘치는 것.

· **氣血辨證 (기혈변증)** : 기와 혈에 대하여 증상을 분별하는 것.

· **臟腑辨證 (장부변증)** : 장부의 증상을 분별하는 것.

· **病邪辨證 (병사변증)** : 병사의 성질을 분별하는 것.

· **外感熱病辨證 (외감열병변증)** : 급성 발열성 질환에만 사용하는 변증법으로 육경변증과 위기영혈변증이 있다.

· **六經辨證 (육경변증)** : 주로 한사(寒邪)에 의한 양기손상의 경과를 분석한 것으

로 상한론에서 사용한다.

· **衛氣營血辨證 (위기영혈변증)** : 주로 열사(熱邪)에 의한 음액 소모의 경과를 분석한 것으로 온열론에서 사용한다.

· **總綱 (총강)** : 모든 강령.

· **發現部位 (발현부위)** : 나타나는 부위.

· **輕重 (경중)** : 가볍고 무거운 것.

· **皮下組織 (피하조직)** : 피부아래의 조직.

· **淺表部 (천표부)** : 얕은 겉 부분.

· **深部 (심부)** : 깊은 부위.

· **減退 (감퇴)** : 줄어들고 쇠퇴함.

· **興奮性 (흥분성)** : 항진된 성질.

· **運動性 (운동성)** : 움직이는 성질.

· **停止性 (정지성)** : 움직이지 않는 성질.

· **症狀分類 (증상분류)** : 병증을 나눔.

· **陰虛火旺 (음허화왕)** : 체내에 화기(火氣)를 조절할 수 있는 음액이 부족하여 화(火)가 더욱 타올라 생기는 병태.

· **偏衰狀況 (편쇠상황)** : 한쪽이 부족하여 발생하는 상황.

· **亡陰 (망음)** : 음액이 급격히 소실되어 나타나는 위급상태.

· **亡陽 (망양)** : 양기가 급격히 소실되어 나타나는 위급상태.

· **錯綜 (착종)** : 이것저것 뒤섞여 엉클어짐.

· **濁氣 (탁기)** : 혼탁한 기운.

· **淸氣 (청기)** : 맑고 깨끗한 기운. 대기의 청아한 기운.

· **天空之氣 (천공지기)** : 하늘의 기운. 즉 공기를 말함.

· **水穀之氣 (수곡지기)** : 음식물의 기운.

· **先天之氣 (선천지기)** : 날 때부터 가지고 있는 기운으로 신정을 말한다.

· **後天之氣 (후천지기)** : 태어나서 생명을 유지하는데 필요한 기로서 비위와 폐에서 흡수하여 선천지기인 신정을 보충한다. 주로 천공의 기와 수곡의 기를 말한다.

· **腎精 (신정)** : 신장에 갈무리 되어있는 생명과 생식의 원천.

· **元陰 (원음), 腎陰 (신음)** : 신정을 말함.

· **精選 (정선)** : 가장 좋은 것을 선택함.

2. 經 絡 (경 락)

• 鍼灸學 (침구학)

· **循行 (순행)** : 길을 따라 도는 것.

· **網狀 (망상)** : 그물 모양.

· **正經 (정경)** : 십이경맥을 말함.

· **十二經脈 (십이경맥)** : 경락 중 열두 개의 대표 경맥.

· **屬 (속)** : 속함. 귀속 됨.

· **陰經 (음경)** : 장(臟)에 속하며 사지 내측을 순행하는 경맥.

· **陽經 (양경)** : 부(腑)에 속하며 사지 외측을 순행하는 경맥.

· **太陰經 (태음경)** : 음경이며 사지 내측 전연에 분포하는 경맥.

· **厥陰經 (궐음경)** : 음경이며 사지 내측 중간에 분포하는 경맥.

· **少陰經 (소음경)** : 음경이며 사지 내측 후연에 분포하는 경맥.

· **陽明經 (양명경)** : 양경이며 사지 외측 전연에 분포하는 경맥.

· **少陽經 (소양경)** : 양경이며 사지 외측 중간에 분포하는 경맥.

· **太陽經 (태양경)** : 양경이며 사지 외측 후연에 분포하는 경맥.

· **手太陰肺經 (수태음폐경)** : 중초부에서 시작하여 대장과 폐를 거치고 팔 안쪽을 따라 내려가서 엄지손가락 끝에서 끝나는 경맥.

· **手陽明大腸經 (수양명대장경)** : 둘째손가락 끝에서 시작하여 팔 외측 전연을 따라서 올라가다가 어깨에 도달하여 두 가지로 갈라 진다. 한 가지는 안면부로 가서 입술을 돌아 코 날개 옆에서 끝나고 다른 가지는 폐를 지나 횡격막을 뚫고 대장에서 끝난다.

· **足陽明胃經 (족양명위경)** : 코 날개의 양쪽에서 시작하여 위로는 눈 아래쪽과 얼굴 옆면을 타고 이마로 이어지며, 아래로는 흉부와 복부를 지나 다리 외측을 따

라 하강하여 발등을 지나 둘째 발가락에 가서 끝난다.

· **足太陰脾經 (족태음비경)** : 엄지발가락 끝에서 시작하여 다리의 측면을 따라 상승하여 복부를 지나며 비와 위에 연계되고 기본줄기는 횡격막을 지나 혀에서 끝난다.

· **手少陰心經 (수소음심경)** : 심장에서 시작하여 한 가지는 소장에 연락되고 또 다른가지는 눈으로 들어가며, 기본 가지는 위로 올라가 겨드랑이를 지나 팔 내측 후연을 따라 내려가 새끼손가락에서 끝난다.

· **手太陽小腸經 (수태양소장경)** : 새끼손가락에서 시작하여 팔 외측후연을 따라 어깨로 올라가서 다시 앞쪽으로 나와 심장을 지나고 소장에서 끝나는 경맥.

· **足太陽膀胱經 (족태양방광경)** : 눈 안쪽에서 시작하여 이마로 올라가 머리를 지나 배부(背部)로 가서 척추 옆을 따라 아래로 내려가다가 허리에서 한 가지가 갈라져 신장에 락하고 방광에 속하며, 다른 가지는 다리 내측을 따라 하강하여 새끼발가락에 가서 끝난다.

· **足少陰腎經 (족소음신경)** : 새끼발가락에서 시작하여 발바닥을 지나 다리 내측을 따라 상승하여 신장에 속하고 방광에 연계된다. 다른 한 가지는 신장에서 나와 간, 횡격막, 폐를 지나 혀뿌리로 간다.

· **手厥陰心包經 (수궐음심포경)** : 가슴 속에서 시작하여 아래로 내려가 삼초에 속하고, 다른 한 가지는 겨드랑이를 지나 팔 안쪽 중간을 따라 내려와 가운데 손가락 끝에서 끝나며, 손바닥에서 한 가지가 갈라져 넷째 손가락으로 들어가 삼초경과 연결된다.

· **手少陽三焦經 (수소양삼초경)** : 넷째손가락 끝에서 시작하여 팔 외측 중앙을

따라 올라가 어깨를 지나고 앞으로 나와 심포에 연락되고 다시 횡격막을 지나 삼초에 속한다.

· **足少陽膽經 (족소양담경)** : 몸의 측면을 따라 하강하는 경맥으로 눈의 바깥쪽에서 시작하여 옆머리를 지나 흉부와 복부 측면을 따라 하강하여 다시 다리의 측면을 따라 하강해서 넷째 발가락 끝에서 끝난다. 한 가지가 발등에서 갈라져 엄지발가락으로 이어진다.

· **足厥陰肝經 (족궐음간경)** : 엄지발가락의 털 이난 부위에서 시작하여 다리를 따라 상승하다가 외생식기를 지나 배속으로 들어가 간에 속(屬)하고 담에 락(絡)한다.

· **奇經八脈 (기경팔맥)** : 십이 경락에 속하지 않는 독립적인 여덟 개의 맥.

· **督脈 (독맥)** : 온몸의 양경(陽經)을 총괄하는 경맥으로 전신의 양기와 진원(眞元)을 관장하는 경맥.

· **任脈 (임맥)** : 온몸의 음경(陰經)을 총괄하고 모든 음과 정혈(精血)을 조절하는 경맥.

· **衝脈 (충맥)** : 십이경맥의 기혈을 조절하며 여자의 월경 및 생식능력과 밀접한 관계가 있는 경맥.

· **帶脈 (대맥)** : 허리띠와 같다는 뜻으로 모든 맥을 묶고 요복(腰腹)을 연결하는 경맥.

· **陰維脈 (음유맥)** : 일신의 음을 연결하여 표와 리를 주관하는 경맥.

· **陽維脈 (양유맥)** : 일신의 양을 연결하여 표와 리를 주관하는 경맥.

· **陰蹻脈 (음교맥)** : 인체 좌우의 음기를 주관하는 경맥으로 걸음걸이와 관계가 밀접하다.

· **陽蹻脈 (양교맥)** : 인체 좌우의 양기를 주관하는 경맥으로 걸음걸이와 관계가 밀접하다.

3. 病因과 疾病 (병인과 질병)

· **動態平衡 (동태평형)** : 절대적으로 평형을 이루는 것이 아니라 평형의 상태가 유동적인 평형상태.

· **氣滯 (기체)** : 기가 여러 가지 원인으로 울체된 것.

· **鬱滯 (울체)** : 소통되지 못하고 막힌 것.

· **弛緩 (이완)** : 긴장 상태가 풀어짐.

· **蠕動異常 (유동이상)** : 장관의 유동운동에 이상이온 것.

· **感情抑鬱 (감정억울)** : 사람의 감정이 억눌린 것.

· **自律神經過亢進 (자율신경과항진)** : 인체의 항상성을 유지하기위한 신경계가 과도하게 항진된 것.

· **肝火上炎 (간화상염)** : 주로 간기울결의 증상이 심화되어 나타며 간의 열화가 위쪽으로 올라와 열감을 나타내는 증상을 보인다.

· **心火上炎 (심화상염)** : 심장의 화가 과도하게 항진되어 나타나는 증상으로 얼굴

이 붉어지고 혓바늘이 돋거나 혀가 붉어지기도 하는 증상.

· **肝鬱化火 (간울화화)** : 간기(肝氣)가 울체된 것이 오래되어 간화(肝火)가 생긴 것.

· **瘀血 (어혈)** : 체내의 혈액이 일정한 국소에 굳거나 소통불량 등으로 정체되어 생기는 병증.

· **氣滯血瘀 (기체혈어)** : 기가 허하여 생기는 어혈.

· **痰飮 (담음)** : 체내의 수액이 원활히 소통되지 못하여 체강이나 사지에 정체되어 있는 병증.

· **溜飮 (유음)** : 수액이 장기간 저류하여 운행되지 않는 수음을 말한다.

· **懸飮 (현음)** : 수음이 협륵부에 정체된 것을 말한다.

· **溢飮 (일음)** : 수액이 체표 및 피하조직에 저류된 것을 말한다.

· **支飮 (지음)** : 담음이 흉격부와 위완부에 정체되는 병증.

① 外因 (외인)

· **體質素因 (체질소인)** : 선천적 체질에 의한 요인.

· **精神的素因 (정신적소인)** : 정신적이거나 감정에 의한 요인.

· **生活素因 (생활소인)** : 생활습관에 따른 요인.

· **自然素因 (자연소인)** : 자연계의 변화에 따른 요인.

② 內因 (내인)

· **遺傳 (유전)** : 부모로부터 물려받는 것.

· **飢餓 (기아)** : 굶고 배고픔.

· **偏虛 (편허)** : 한쪽으로 치우쳐 허함.

· **偏寒偏濕 (편한편습)** : 한증이나 습증으로 치우친 것.

· **偏燥偏熱 (편조편열)** : 조증이나 열증으로 치우친 것.

· **飮食不節 (음식부절)** : 음식을 조절하지 못함.

· **房室不節 (방실부절)** : 성생활을 조절하지 못함.

· **勞倦 (노권)** : 피로가 누적된 증상.

· **中毒 (중독)** : 독에 의한 기능장애.

· **症候 (증후)** : 증거가 될만한 기미나 예후.

③ 風邪 (풍사)

· **樹梢 (수초)** : 나무 끝.

· **遊走性 (유주성)** : 돌아다니는 성질.

· **脈浮 (맥부)** : 맥이 떠있는 것.

· **鼻閉 (비폐)** : 코가 막히는 것.

· **咽痛 (인통)** : 목의 통증.

· **眼充血 (안충혈)** : 눈의 혈관이 파열되어 충혈 되는 것.

· **百病之長 (백병지장)** : 모든 병의 대표.

④ 寒邪 (한사)

· **凝結 (응결)** : 뭉쳐서 맺힘.

· **口脣 (구순)** : 입술.

· **脈緊 (맥긴)** : 맥이 빠름.

· **脈遲 (맥지)** : 맥이 느림.

· **水樣便 (수양변)** : 물모양의 대변.

· **不消化便 (불소화변)** : 소화가 되지 않은 대변.

· **創傷 (창상)** : 칼 등에 다친 상처.

· **固定性激痛 (고정성격통)** : 국소에 고정된 격렬한 통증.

· **血管壁透過性 (혈관벽투과성)** : 혈관내벽에 흡수되는 정도.

· **亢進 (항진)** : 기능이 발현되어 늘어남.

⑤ 濕邪 (습사)

· **燥濕 (조습)** : 습을 말림.

· **停滯性 (정체성)** : 멈추어 있는 것.

· **固定性鈍痛 (고정성둔통)** : 국소에 고정된 둔탁한 통증.

· **濕疹 (습진)** : 습사에 의하여 생긴 피부질환.

· **水泡 (수포)** : 물방울.

· **滲出液 (삼출액)** : 염증이 있을 때 피의 성분이 혈관 밖으로 나와 병소에 모인 액상의 물질.

· **帶下症 (대하증)** : 한사나 습열로 인하여 여성의 질에서 악취가나거나 흰색 또는 황색의 액체가 흘러나오는 질환.

· **泥狀便 (니상변)** : 진흙 모양의 대변.

· **厚膩 (후니)** : 두껍고 끈적끈적함.

· **發汗障害 (발한장해)** : 땀이 나는 기능에 문제가 생긴 것.

· **慢性炎症 (만성염증)** : 오래된 염증.

· **脾虛 (비허)** : 비장의 음 또는 양이 허한 증상.

⑥ 火邪 (화사)

· **氣勢激烈 (기세격렬)** : 모양세가 급하고 세참.

· **惡熱 (오열)** : 뜨거운 것을 싫어함.

· **顔面紅潮 (안면홍조)** : 얼굴이 붉게 물드는 것.

· **口渴 (구갈)** : 갈증을 호소함.

· **脫水 (탈수)** : 물이 빠짐.

· **口脣乾燥 (구순건조)** : 입술이 건조하여 갈라짐.

· **硬便 (경변)** : 단단한 대변.

· **便秘 (변비)** : 변이 단단하여 잘 배출하지 못하는 것.

· **粘稠 (점조)** : 축축하고 점액질인 상태.

· **膿性鼻汁 (농성비즙)** : 고름성의 콧물.

· **灼熱性下痢 (작열성하리)** : 발열감이 있는 설사.

· **膿血便 (농혈변)** : 피고름이 섞인 대변.

· **鼻出血 (비출혈)** : 코피.

· **齒齦出血 (치은출혈)** : 잇몸의 출혈.

· **吐血 (토혈)** : 위와 식도 등에서 피를 토하는 것.

· **喀血 (객혈)** : 폐와 기관지로부터 피를 토하는 것.

· **皮下出血 (피하출혈)** : 피부아래에서 출혈하는 것.

· **意識障害 (의식장해)** : 정신 상태가 분명치 못한 것.

· **化膿性炎症 (화농성염증)** : 고름이 나오는 염증.

· **壞死性炎症 (괴사성염증)** : 세포나 조직이 괴사되는 염증.

· **熱毒 (열독)** : 화열이라고도 하며 열사가 울결(鬱結)되어 독성을 띤 것을 말한다.

· **暑邪 (서사)** : 여름철의 더위와 같이 덥고 습한 외사.

· **暑熱 (서열)** : 여름의 뜨거운 열기. 서사와 같은 의미.

· **暑濕 (서습)** : 여름의 습한 사기.

· **鬱熱 (울열)** : 기가 울체되거나 열이 빠져나가지 못하고 체내에 맺혀있는 것.

· **胸苦 (흉고)** : 가슴이 쓰리고 아픈 통증.

· **脈洪大 (맥홍대)** : 맥의 오고감이 강하고 센 맥. 주로 실증에 나타난다.

· **微熱 (미열)** : 약간의 열.

· **脈軟 (맥연)** : 맥상이 부드러운 것.

⑦ 燥邪 (조사)

· **乾燥症狀 (건조증상)** : 수분이 고갈되어 발생하는 모든 증상.

· **鼻孔 (비공)** : 코 구멍.

· **粘痰 (점담)** : 끈끈하여 잘 객출이 되지 않는 담.

· **凉燥 (양조)** : 서늘하면서 건조한 것.

· **溫燥 (온조)** : 따뜻하면서 건조한 것.

· **內風 (내풍)** : 외부의 요인이 아니라 인체의 내부에서 모종의 원인에 의하여 발생한 풍증.

※ 肝陽化風 (간양화풍), 血虛生風 (혈허생풍), 熱極生風 (열극생풍)

· **疫癘 (역여)** : 유행성 전염병을 통칭하는 말.

· **戾氣 (여기)** : 외인의 하나로서 일련의 감염증과 전염병을 일으키는 사기를 통칭하는 것. 癘氣라고도 한다.

· **捻挫 (염좌)** : 외부의 힘에 의하여 관절, 힘줄, 신경 등이 비틀려 생긴 폐쇄성 손상.

· **骨折 (골절)** : 뼈가 부러진 상처.

· **蟲獸咬傷 (충수교상)** : 벌레나 뱀 등에 물려서 생긴 상처.

4. 疾病의 發生 (질병의 발생)

· **陰陽消長 (음양소장)** : 음과 양이 서로 늘거나 줄어드는 것. 이와 같은 상태로 동태평형을 이루고 있다.

· **陰陽失調 (음양실조)** : 음과 양이 조화를 잃어버림.

· **邪正鬪爭 (사정투쟁)** : 병사와 인체의 정기가 서로 싸우는 것.

· **陰陽互根 (음양호근)** : 음과 양은 그 성질이 상반되며 서로 항상 제약하려하나 또한 서로가 그 근원이니 음과 양 둘 중 하나라도 쇠약해지거나 완전히 사라지면 나머지하나도 따라서 쇠약해지거나 사라지게 된다.

· **陰陽制約 (음양제약)** : 음과 양은 그 성질이 상반되어 한쪽이 과도하게 항진 되는 것을 막아준다.

· **氣血兩虛 (기혈양허)** : 인체를 구성하는 기본물질인 기와 혈이 모두 허한 상태.

· **氣陰兩虛 (기음양허)** : 기와 음액이 모두 허한 상태.

· **陰陽兩虛 (음양양허)** : 음과 양이 모두 허한 상태. 음양쌍보(陰陽雙補) 해야 됨.

· **補法 (보법)** : 부족한 것을 보충하는 방법.

· **攻法 (공법)** : 강한 약성의 약물을 사용하여 땀을 내거나, 구토를 하거나, 설사를 하거나 하는 방법으로 몸 안의 사기를 몰아내는 방법.

· **瀉法 (사법)** : 넘쳐나는 것을 줄여주는 방법.

· **正勝邪退 (정승사퇴)** : 몸 안의 정기가 사기와 싸워서 승리하여 사기를 물리치는 것.

· **邪退正虛 (사퇴정허)** : 사기는 물러갔으나 정기역시 사기와의 투쟁으로 소모되어 허해진 상태.

· **邪盛正衰 (사성정쇠)** : 사기가 성하고 정기가 쇠퇴한 상태. 병세가 더욱 심해진다.

· **邪正相持 (사정상지)** : 사기와 정기의 세력이 균등하여 서로 대치하는 국면을 보이는 것.

· **後遺症 (후유증)** : 병을 앓거나 사고를 당한 뒤 병이 회복되었으나 그로 인해 발생한 비정상적 혹은 만성적 질환을 말함.

· **陰損及陽 (음손급양)** : 음이 소모되면 음양호근(陰陽互根)의 이론에 의하여 양에도 영향을 미치게 된다.

· **陽損及陰 (양손급음)** : 양이 소모되면 음양호근(陰陽互根)의 이론에 의하여 음에도 영향을 미치게 된다.

· **扶正祛邪 (부정거사)** : 정기를 보조하고 사기를 몰아냄. 치료법의 하나.

· **陰囊 (음낭)** : 남성의 고환.

· **滋補强壯 (자보강장)** : 신음을 보하여 뼈와 기육(肌肉)을 튼튼히 함.

· **異化作用 (이화작용)** : 생물의 조직 내로 들어온 영양분을 분해하여 사용하는 작용.

· **輾轉反側 (전전반측)** : 누워서 몸을 이리저리 뒤척이며 잠을 이루지 못함.

· **淸肝瀉火解毒 (청간사화해독)** : 간의 열을 청설하고 열독을 없앰.

· **疏肝解鬱 (소간해울)** : 간의 소설기능이 저하된 것을 개선하여 막힌 것을 뚫어 냄.

· **滋陰淸熱 (자음청열)** : 음액을 보하여 열증을 없앰.

· **寒熱挾雜 (한열협잡)** : 한증과 열증이 동시에 나타나는 것.

· **上熱下寒 (상열하한)** : 상체는 열감이 있으면서 하체는 냉감(冷感)을 호소하는 증상. 하체를 덥혀 주면서 상체의 열을 없애주는 방법으로 치료한다.

· **溫裏祛寒 (온리거한)** : 몸 안을 따뜻하게 하여 한사를 몰아내는 것.

· **表寒裏熱 (표한리열)** : 겉은 차가우나 속은 열감이 있는 것.

· **發汗法 (발한법)** : 땀을 내어 병사를 몸 밖으로 몰아내는 것.

· **半表半裏 (반표반리)** : 병사가 인체내부로 침입하는 과정에서 표도 아니고 리도 아닌 표와 리 사이에 있는 것.

· **消炎作用 (소염작용)** : 염증을 사라지게 하는 작용.

· **邪在膜原 (사재막원)** : 온병학에서 반표반리를 일컫는 말로서 사기가 장부와 조직사이에 있는 것.

· **主徵 (주징)** : 주된 증상.

· **和胃止嘔 (화위지구)** : 위를 조화롭게 하여 구토를 멈춤.

· **表裏同病 (표리동병)** : 표와 리의 병이 같음.

· **雙感 (쌍감)** : 두 가지 사기가 동시에 침범한 것.

· **兩感傷寒 (양감상한)** : 육경변증에서 표리 관계에 있는 양경(陽經)과 음경(陰經)이 다 한사에 침범당하여 두개의 경락에 모두 병증이 나타나는 것.

· **挾食 (협식)** : 식체.

· **回陽益氣固脫 (회양익기고탈)** : 망양증에 사용하는 치료법으로 양기를 회복시키고 기를 돌게 하여 탈증(脫症)을 막는 방법.

· **循環系 (순환계)** : 혈액의 순환과 관계된 조직계.

· **結代脈 (결대맥)** : 결맥과 대맥을 합친 말로 일반적으로 느리고 고르지 못한 맥을 말한다. 심기허에서 주로 보이는 맥상으로 맥이 한 박자씩 느리게 뛰는 것을 말한다.

· **內臟下垂 (내장하수)** : 내장기관의 기가 허하여 아래로 쳐지는 것.

· **不正性器出血 (부정성기출혈)** : 성기(性器)로부터 비정상적으로 피가 나오는 것.

· **子宮脫 (자궁탈)** : 자궁이 아래로 쳐지는 것.

· **嗜眠傾向 (기면경향)** : 잠을 자려하는 경향.

· **悶, 脹, 痛 (민,창,통)** : 답답함. 불어나서 빠지지 않음. 통증 등을 이르는 말로 기체의 3대 증상에 해당한다.

· **通過障害 (통과장해)** : 수액이나 혈액 등의 이동이 원활하지 못하게 됨.

· **肝氣橫逆 (간기횡역)** : 간기울결 등 간기능의 과도한 항진으로 인하여 간기가 비위에 영향을 미쳐 비위의 기능에 장해가 온 것.

· **肝胃不和 (간위불화)** : 간기가 위를 침범하여 위기가 하강하지 못하는 증상. 변비를 동반하는 경우가 많고 소화불량 식체 등이 잘온다.

· **肝脾不和 (간비불화)** : 간기가 비장을 침범하여 소화흡수가 불량한 것. 설사를 동반한다.

· **機能停滯 (기능정체)** : 기능이 멈춘 것.

· **氣滯血瘀 (기체혈어)** : 기체로 인한 혈어(血瘀)의 증상. 기의 추동작용이 저하되어 혈을 순행시키지 못하면 이와 같은 증상이 발생한다.

· **理氣 (이기), 行氣 (행기)** : 기를 순행시키고 막힌 것을 통하게 함.

· **癥瘕 (징가)** : 아랫배 속에 덩어리가 생긴 병. 뱃속에 단단한 것이 생겨서 손으로 만지면 만져 진다.

· **補血養肝 (보혈양간)** : 간혈허 시의 치료법으로 간혈을 보하는 법.

· **血小板 (혈소판)** : 혈액의 구성성분.

· **血漿比粘度 (혈장비점도)** : 혈장의 비교 점도를 이르는 말.

· **續發性疾患 (속발성질환)** : 연속적으로 발생하는 질환.

· **細胞增殖 (세포증식)** : 세포가 분열하여 늘어남.

· **紫斑病 (자반병)** : 피부에 보라색의 멍이나 무늬가 생기는 병.

· **色素沈着 (색소침착)** : 색소가 국소에 특히 많이 모이는 것.

· **腹壁靜脈 (복벽정맥)** : 복부의 벽에 있는 정맥.

· **舌裏面靜脈 (설이면정맥)** : 혀 아래쪽의 정맥.

· **炎症性滲出物 (염증성삼출물)** : 염증으로 인하여 삼출되는 물질.

· **卵巢膿腫 (난소농종)** : 난소에 고름이 나오는 종양이 생긴 것.

· **子宮根腫 (자궁근종)** : 자궁 내벽에 종양이 생긴 것.

· **腹腔內腫瘤 (복강내종류)** : 복강내부에 생긴 종양.

· **血熱妄行 (혈열망행)** : 열증으로 인하여 피가 맥관 밖으로 일출(溢出)하는 증상.

· **氣不攝血 (기불섭혈)** : 기의 고섭작용 저하로 인하여 혈액이 맥관 밖으로 새어 나오는 것.

· **氣血雙補 (기혈쌍보)** : 기와 혈을 동시에 보함.

· **氣隨血脫 (기수혈탈)** : 몸 안의 기가 출혈하는 피를 따라 빠져나감. 대출혈(大出血)에는 먼저 보기(補氣)하여야 한다.

· **大補元氣 (대보원기)** : 인체의 원기를 크게 보함.

· **回陽救逆 (회양구역)** : 망양증의 치료법으로 양기를 회복시켜 궐역(厥逆)을 치

료하는 것.

· **濾過障害 (여과장해)** : 신장의 여과기능에 문제가 생긴 것.

· **電解質 (전해질)** : 용해되어 전기를 전도하는 물질.

· **組織間隙 (조직간극)** : 인체조직 사이의 틈.

· **指端 (지단)** : 손가락 끝.

5. 臟腑辨證 (장부변증)

· **心氣虛 (심기허)** : 심장의 기가 허한 증상으로 나이가 들거나 땀을 많이 흘리거나 설사로 수분이 과도하게 배설되거나 과로 또는 지나친 사려로 심기가 소모되어 생긴다.

· **補心益氣 (보심익기)** : 심장을 보하고 기를 돕는 것으로 심기허의 치료법이다.

· **心陽虛 (심양허)** : 심장의 양기가 허한 증상으로 가슴이 두근거리고 숨이 차며 움직이면 심해지고 손발이차고 추위를 잘 타며 땀이 잘나고 가슴이 답답한 증상 등이 있다.

· **溫通心陽 (온통심양)** : 심양허의 치료법으로 심의 양기를 소통시키는 것이다.

· **心臟神經症 (심장신경증)** : 신경성 심장질환.

· **不整脈 (부정맥)** : 맥이 일정치 못한 것.

· **狹心症 (협심증)** : 관상동맥으로 흐르는 혈액의 감소나 폐색으로 인하여 발생하

는 질환으로 심한 동통이 있으며 심장마비의 원인이 되기도 한다.

· **心筋硬塞 (심근경색)** : 심장 관상동맥의 혈액순환 장애로 심근의 괴사가 일어나는 병.

· **化痰通陽 (화담통양)** : 담을 없애고 양기를 선통시킴.

· **心肺氣虛 (심폐기허)** : 심장과 폐의 기가 허한 증상. 주로 종기(宗氣)의 허약에서 비롯됨.

· **補益心肺 (보익심폐)** : 심장과 폐를 보함.

· **心腎陽虛 (심신양허)** : 심장과 신장의 양기가 허한 증상. 손발이 모두차고 추위를 몹시 타는 증상을 나타낸다.

· **溫補心腎 (온보심신)** : 심장과 신장을 따뜻하게 보함.

· **心血虛 (심혈허)** : 심장의 혈이 부족한 증상.

· **補血安神 (보혈안신)** : 혈을 보하고 정신을 안정시킴.

· **心陰虛 (심음허)** : 심장의 음액이 부족하여 생기는 증상.

· **滋陰安神 (자음안신)** : 음액을 보충하고 정신을 안정시킴.

· **心脾兩虛 (심비양허)** : 심장과 비장이 모두 허한 증상으로 심기허와 비양허가 동시에 나타난 것.

· **半覺醒 (반각성)** : 정신이 혼미한 상태로 정신이 절반정도만 있음.

· **心腎陰虛 (심신음허)** : 심장과 신장의 음액이 부족하여 생기는 증상.

· **腰膝無力 (요슬무력)** : 허리와 무릎에 힘이 없음.

· **夢精 (몽정)** : 수면 중에 사정을 하는 것.

· **心火旺 (심화왕)** : 심장의 화가 과도하게 항진된 것.

· **狂躁狀態 (광조상태)** : 몸이 괴로워 어찌할 바를 몰라 미친 듯이 뒤척이는 상태.

· **淸心瀉火 (청심사화)** : 심장의 열증을 해소함.

· **心肝火旺 (심간화왕)** : 심장과 간장의 화가 과도하게 항진된 증상.

· **心腎交通 (심신교통)** : 심장과 신장이 서로 연락하며 서로의 양기와 음기가 항진하지 않도록 조절하는 것.

· **心腎相交 (심신상교)** : 심신교통과 같은 의미.

· **心腎不交 (심신불교)** : 심신상교의 상태가 깨진 것. 심양과 신음의 생리적관계가 장애된 것으로 신음이 부족하거나 심화가 왕성해져서 둘 사이의 정상적인 협조관계가 장애된 것이다. 수화부제(水火不濟)라고도 한다.

· **養心安神 (양심안신)** : 음혈이 허하여 정신이 불안정한 것을 안정시키는 방법. 심음을 보하고 정신을 안정시키는 것.

· **重鎭安神 (중진안신)** : 광물이나 패각 같은 질이 무거운 약재를 사용하여 정신이 불안한 것을 치료하는 방법. 광증이나 번조, 불면증 등에 사용한다.

· **胸痺 (흉비)** : 가슴이 막히는 듯하면서 아픈 것을 위주로 하는 병증. 습담(濕痰)이나 어혈(瘀血)등이 가슴에 뭉쳐서 양기가 제대로 순환하지 못하거나 맥락이 통하지 못해서 생긴다.

· **宣通心陽 (선통심양)** : 심장의 양기를 넓게 통하게 함.

· **緩解期 (완해기)** : 긴장이 완만하게 풀어지는 시기.

· **痰濁蒙閉心竅 (담탁몽폐심규)** : 이상 수액인 담탁(痰濁)이 심장의 구멍을 막아 통하지 못하게 한 증상.

· **腦硬塞 (뇌경색)** : 뇌에 혈액을 공급하는 동맥이 좁아지거나 막혀서 뇌의 조직이 괴사하는 질환.

· **腦栓塞 (뇌전색)** : 뇌 이외의 부위에서 생긴 혈전이나 지방, 세균, 종양 등이 뇌의 혈관으로 흘러들어서 혈관을 막아 버리는 질환.

· **腦軟化症 (뇌연화증)** : 뇌경색과 같은 의미.

· **精神分裂症 (정신분열증)** : 사고의 장애나 충동 등에 의한 인격의 분열증상. 현실과의 접촉을 상실하고 분열병성 황폐를 가져오는 질환.

· **痴呆 (치매)** : 대뇌 신경세포의 손상 등으로 인하여 지능, 의지, 기억 등이 지속적, 본질적으로 상실된 질환.

· **滌痰開竅 (척담개규)** : 담탁을 씻어 없애고 막힌 구멍을 열어주는 것.

· **痰火擾心 (담화요심)** : 담화가 심신(心神)을 어지럽혀 생긴 증상. 가슴이 답답하면서 두근거리며 입이 쓰고 잠을 잘 자지 못하며 꿈이 많고 잘 놀라는 증상을 보인다.

· **痰熱陷入心包 (담열함입심포)** : 담열(痰熱)이 심포(心包)에 까지 들어간 것.

· **肺氣虛 (폐기허)** : 폐의 기가 부족하여 생기는 질환.

· **衛表不固 (위표불고)** : 위기(衛氣)가 허하여 체표에 있는 땀구멍의 개폐기능에 장애가 온 것.

· **祛痰定喘 (거담정천)** : 가래를 없애고 기침을 멈춤.

· **肺脾氣虛 (폐비기허)** : 폐와 비의 기가 동시에 허한 증상. 담을 생성하고 담을 저장하는 두 장기가 동시에 허한 증상으로 비정상적인 수액으로 인한 질환이 많다.

· **肺失宣肅 (폐실선숙)** : 폐의 기능 중의 하나인 선산숙강(宣散肅降)작용이 장애된 것.

· **寒邪犯肺 (한사범폐)** : 한사가 폐를 침범한 것. 맑은 콧물이 나며 발열이 있는 등의 증상이 있다.

· **風寒束表 (풍한속표)** : 풍한사가 피부에 침습하여 폐의 기능이 장애되는 증상. 코가 막히고 목소리가 갈라지며 묽은 가래가 나오며 두통과 오한이 있다.

· **熱邪犯肺 (열사범폐)** : 폐에 열사가 들어와서 고열이 나고 숨이 차며 기침이 나는 병리현상. 기침과 함께 걸쭉하고 누런 가래가 많아진다.

· **風熱犯肺 (풍열범폐)** : 풍열사가 폐에 침입한 것으로 열이 나고 입안이 마르며 인후에 통증이 있고 기침과 누런 가래가 나오는 증상.

· **燥邪犯肺 (조사범폐)** : 건조한 조사가 폐에 침입한 것으로 마른기침을 하고 가래가 잘나오지 않으며 코와 입이 마르는 증상.

· **白喉 (백후)** : 목안에 생기는 전염병으로 목구멍에 젖빛의 막이 생겨 잘 떨어지지 않으며 온몸에 중독증상을 일으킨다.

· **痰飮伏肺 (담음복폐)** : 담음이 폐에 그득한 증상.

· **風濕相搏 (풍습상박)** : 몸에 침범한 풍사와 습사가 함께 일으키는 병리적 현상.

근육과 뼈마디의 기혈순환이 장해되어 온몸의 뼈마디와 근육이 아픈 증상이 생긴다.

· **脾失健運 (비실건운)** : 비장의 운화작용이 실조된 것. 영양분의 흡수가 나빠진다.

· **脾氣虛 (비기허)** : 비장의 기가 허한 증상. 소화불량, 위하수 등을 유발한다.

· **脾陽虛 (비양허)** : 비장의 양기가 허한 증상으로 불소화변이나 오경설의 증상이 나타나며 소화흡수가 저하된다.

· **腎絲球體 (신사구체)** : 신장의 구성성분으로 노폐물을 걸러주는 기관.

· **顔面蒼白 (안면창백)** : 얼굴의 안색이 희고 푸른 것.

· **中氣下陷 (중기하함)** : 비위의 기가 허해져 아래로 쳐진 것.

· **崩漏 (붕루)** : 월경기간 이외에도 자궁에서 대량의 출혈이 있는 증상.

· **腸虛滑脫 (장허활탈)** : 오랜 설사가 낫지 않아 생긴 것으로 항문이 아래로 빠져나가는 감이 있으며 심하면 대변이 나가는 것도 모른다.

· **細菌性下痢 (세균성하리)** : 세균의 감염에 의한 설사 증.

· **攝腸固脫 (섭장고탈)** : 장을 막아 탈증(脫症)을 없앤다는 말로 장허활탈의 치료법이다.

· **脾胃濕熱 (비위습열)** : 습열사(濕熱邪)가 비위에 영향을 준 병리현상. 식욕감퇴, 어지러움 등의 증상을 보인다.

· **瘙痒 (소양)** : 가려움.

· **食滯胃脘 (식체위완)** : 위완부에 음식물이 소화되지 않고 있는 것.

· **腸胃積滯 (장위적체)** : 장과 위에 음식물이 내려가지 않고 적체된 것.

· **大腸濕熱 (대장습열)** : 대장에 습열사(濕熱邪)가 저류된 병리현상으로 작열성(灼熱性) 설사를 주 증상으로 한다.

· **糟粕 (조박)** : 양분을 빼내고 남은 필요 없는 물질.

· **腸燥便秘 (장조변비)** : 장관 내에 음액이 부족하여 생기는 변비 증상. 주로 음허가 심한 노인들에게 많다.

· **潤腸通便 (윤장통변)** : 장을 축축하게 하여 배변시키는 방법.

· **肝血虛 (간혈허)** : 간의 혈이 부족한 병리현상.

· **淺眠 (천면)** : 잠이 얕음.

· **滋補肝血 (자보간혈)** : 간의 혈과 음액을 보하는 방법으로 간혈허의 치료법이다.

· **肝氣鬱結 (간기울결)** : 칠정이나 그 밖의 원인으로 인하여 간의 소설기능이 장애되어 생기며 양옆구리가 그득하고 뻐근한 증상이 있다. 오늘날의 스트레스성 질환에 해당한다.

· **梅核氣 (매핵기)** : 간기울결에 의한 증상으로 목안에 무언가 걸려있는 듯하며 뱉어도 나오지 않고 삼켜도 삼켜지지 않는 것으로 가슴이 답답하고 우울해지며 매스껍거나 딸꾹질을 한다.

· **癭瘤 (영류)** : 갑상선종을 포괄하는 말로 목주위에 덩어리가 만져지는 질환.

· **腹鳴 (복명)** : 배가 울리는 듯한 소리.

· **肝火上炎 (간화상염)** : 간기울결이 진행되어 생기는 병태로 간화가 항진되어 상체 쪽으로 떠오르는 현상.

· **肝陽上亢 (간양상항)** : 간화상염의 다음 단계로 음액이 메말라 간양을 제약하지 못하여 생기는 증상.

· **肝火犯肺 (간화범폐)** : 간의 화가 폐에까지 미치는 것.

· **肝膽濕熱 (간담습열)** : 간과 담에 습열사(濕熱邪)가 영향을 미친 것으로 입이 쓰고 황달의 증상을 보이기도 한다.

· **寒滯肝脈 (한체간맥)** : 간의 양기가 부족하고 기능이 쇠약해져서 간경에 한사가 몰려서 생긴 병리상태.

· **陰囊水腫 (음낭수종)** : 고환의 고유초막사이에 장액이 고이는 병.

· **腸管癒着 (장관유착)** : 장이 들러붙어서 장내의 물질이 이동하기 힘들어지는 질환.

· **小腸氣通 (소장기통)** : 소장의 기가 적체된 것을 통하게 함.

· **腎虛 (신허)** : 신양허, 신기허, 신음허로 나뉘며 지나친 과로나 성생활 또는 오랜 병으로 인하여 생긴다.

· **齒動搖 (치동요)** : 치아가 흔들리는 것.

· **腎氣不固 (신기불고)** : 신장의 기가 허약해져 정을 간직하고 소변을 통솔하는 기능에 장애가온 것.

· **早漏 (조루)** : 성교 시 남성의 사정이 비정상적으로 일찍 일어나는 것.

· **滑精 (활정)** : 낮에 정액이 저절로 나오는 것.

· **命門火衰 (명문화쇠)** : 선천의 근원이며 생명의 원동력인 명문의 화가 쇠한 것.

· **溫補腎陽 (온보신양)** : 신장의 양을 따뜻하게 보함.

· **腎陰虛 (신음허)** : 신장의 음액이 부족한 증상.

· **陰虛陽亢 (음허양항)** : 음액이 허하여 양기를 제어하지 못하면 양기가 스스로 과도하게 항진되어 생기는 병리상태.

· **滋陰降火 (자음강화)** : 음액을 보충하고 화를 끌어내림. 음허양항(陰虛陽亢)의 치료법.

· **膀胱濕熱 (방광습열)** : 방광에 습열이 맺힌 증상. 소변을 자주 보며, 소변 량이 적고 색이 누렇고 혈뇨가 나오기도 하며, 통증이 있다.

6. 病邪辨證 (병사변증)

· **六淫之邪 (육음지사)** : 여섯 가지 외사. 풍 한 서 습 조 화.

① 外感風邪 (외감풍사)

· **祛風散寒 (거풍산한)** : 풍증을 없애고 한사를 흩어버림. 외감풍한증의 치료법.

· **風邪侵入經絡 (풍사침입경락)** : 풍사가 경락을 침범하여 이리저리 유주하며 통증 등의 병리현상을 나타내는 것.

· **風邪襲絡 (풍사습락)** : 풍사가 경락에 급격히 침입함.

· **面癰 (면옹)** : 얼굴에 생긴 붉은색의 종기.

· **流淚 (유루)** : 눈물이 흘러내림.

· **額部 (액부)** : 이마부위.

· **鼻脣溝 (비순구)** : 코와 입술사이의 오목한 부분.

· **祛風通絡 (거풍통락)** : 풍사를 몰아내고 경락을 소통시킴.

· **風寒濕痹 (풍한습비)** : 풍사, 한사, 습사에 의하여 저리는 듯한 통증.

· **變形性關節症 (변형성관절증)** : 관절연골에 퇴행성 변화와 증식성변화가 생겨 염증을 일으키고 관절부의 변형을 가져오는 질환.

· **行痹 (행비)** : 팔다리가 무겁고 쑤시는 증상이 오는데 그 부위가 일정하지 않고 수시로 변하는 질환.

· **痛痹**[12] **(통비)** : 온몸이 아프고 통증의 정도가 비교적 격렬하며 차게 하면 통증이 증가하고, 따뜻하게 하면 감소한다. 원인은 한사가 편승하여 기혈을 응체시켜 소통하지 못하도록 하기 때문이다. 한비와 같은 의미이다.

· **着痹 (착비)** : 고정성의 저린 통증.

· **付隨 (부수)** : 주된 것에 따라오는 것.

12) **痹(비)** : 저리다. 류머치스. 痺痛(비통) 저리고 아픈 것. 濕痹(습비)
痞(비) : 체한 증상. 가슴답답. 뱃속이 결리다. 痞滿(비만)

② 外感寒邪 (외감한사)

· **寒痹 (한비)** : 통비와 같은 의미.

· **寒痛 (한통)** : 차가워서 생기는 통증.

· **寒疝 (한산)** : 한기와 습기가 배에 몰려서 생기는 급성의 복통이다. 고환이 붓고 차가우며, 당기는 증상이 있다.

· **皮膚化膿症 (피부화농증)** : 피부질환의 일종으로, 발병부위에서 고름이 나오는 질환.

③ 外感濕邪 (외감습사)

· **濕痹 (습비)** : 풍한습비(風寒濕痹) 중 습사(濕邪)의 증후가 현저한 것. 주로 수분대사의 장해가 원인이 된다.

· **濕阻 (습조)** : 습사에 의한 소화기계의 장애를 말하는 것으로 수습(水濕)이 소통되지 않고 정류하여 생기는 질환.

· **濕熱 (습열)** : 습사와 열사가 결합한 병리 형태로서 염증 또는 면역이상과 더불어 수분대사 장해가 발생한 것을 말한다.

④ 外感熱邪 (외감열사)

· **實熱 (실열)** : 열사(熱邪)의 침입이나 인체의 양기과항진(陽氣過亢進)을 말한다.

· **虛熱 (허열)** : 음허(陰虛)에 의해 발생하는 열증.

· **熱痹 (열비)** : 급성관절류마티스, 급성발작, 관절염 등에서 나타나는 것으로 풍한습사(風寒濕邪)의 비증(痹證)이 습열로 변화하던지, 풍습열사(風濕熱邪)가 경락을 침입하여 생기는 작열성 통증을 말한다.

⑤ 外感暑邪 (외감서사)

· **暑熱 (서열)** : 일사병이나 열사병에 해당하는 것으로 울열(鬱熱) 및 탈수에 의해서 발생한다.

· **傷暑 (상서)** : 서사(暑邪)에 의한 질환 중 비교적 가벼운 것.

· **中暑 (중서)** : 서사(暑邪)에 의한 질환 중 비교적 증상이 중한 것으로 의식장해를 초래한 것.

· **暑濕 (서습)** : 습열의 일종으로 여름철에 발생하는 소화기증상을 동반하는 감염증을 말한다.

· **陰暑 (음서)** : 서사(暑邪)에 한습을 수반한 것으로 더운 여름철에 찬 음식을 많이 먹거나 에어컨 등에 장시간 노출되어 일어나는 증상으로 여름감기에 해당한다.

⑥ 外感燥邪 (외감조사)

· **秋燥 (추조)** : 외감조사를 말하는 것으로 가을철의 건조한 환경에 의하여 발생하는 감염증을 말한다.

· **外燥 (외조)** : 건조한 환경에서 발생하는 급성 상기도(上氣道)증상을 말한다.

· **內燥 (내조)** : 만성병이나 발열성 질환에 의한 음액이 과도하게 소모된 것을 말한다.

第 三 章
본 草 學

Ⅰ. 解 表 藥 (해표약)

※ **Drugs for treating exterior syndrome**

1. 辛 溫 解 表 藥 (신 온 해 표 약)

※ **Diaphoretic pungent in flavour and warm in property**

· 麻黃 (마황)

· 止咳平喘 (지해평천)

· 小靑龍湯 (소청룡탕)

· 麻杏甘石湯 (마행감석탕)

· 桂枝 (계지)

· 發汗解表 (발한해표)

· 溫經通脈 (온경통맥)

· 苓桂朮甘湯 (영계출감탕)

· 紫蘇葉 (자소엽)

· 發汗解熱 (발한해열)

· 蟹魚解毒 (해어해독)

· 香蘇散 (향소산)

· 荊芥穗 (형개수)

· 祛風解表 (거풍해표)

· 透疹止痒 (투진지양)

· 荊防敗毒散 (형방패독산)

· 防風 (방풍)

· 傷濕感冒 (상습감모)

· 止痛 (지통)

· 痛瀉要方 (통사요방)

· 神朮湯 (신출탕)

· 羌活 (강활)

· 祛風勝濕 (거풍승습)

· 回首散 (회수산)

· 藁本 (고본)

· 巓頂頭痛 (전정두통)

· 羌活芎本湯 (강활궁본탕)

· 白芷 (백지)

· 消腫排膿 (소종배농)

· 驅風上淸散 (구풍상청산)

· **細辛** (세신)

· **九味羌活湯** (구미강활탕)

· **生薑** (생강)

· **溫中止嘔** (온중지구)

· **生薑瀉心湯** (생강사심탕)

· **蔥白** (총백)

· **通陽** (통양)

· **蔥豉湯** (총시탕)

· **香薷** (향유), 胡薷(호유)

· **淸暑化濕** (청서화습)

· **香薷飮** (향유음)

· **二香散** (이향산)

· **芫荽** (원유)

· **西河柳** (서하류)

· **發表透疹** (발표투진)

· **竹葉柳蒡湯** (죽엽유방탕)

· **辛夷** (신이)

· **通鼻塞** (통비색)

· **鼻淵** (비연)

· **辛夷淸肺湯** (신이청폐탕)

2. 新 凉 解 表 藥 (신 량 해 표 약)

※ Diaphoretic pungent in flavour and cool in property

· **薄荷** (박하)

· **疏散風熱** (소산풍열)

· **鷄蘇散** (계소산)

· **牛蒡子** (우방자)

· **消毒保嬰丹** (소독보영단)

· **蟬蛻** (선태), **蟬退** (선퇴)

· **退目翳** (퇴목예)

· **蟬退無比散** (선퇴무비산)

· **五虎追風散** (오호추풍산)

· **桑葉** (상엽)

· **淸肝明目** (청간명목)

· 桑菊飮 (상국음)

· 菊花 (국화)

· 杞菊地黃丸 (기국지황환)

· 野菊花 (야국화)

· 淸熱解毒 (청열해독)

· 蔓荊子 (만형자)

· 淸上蠲痛湯 (청상견통탕)

· 淡豆豉 (담두시)

· 解表除煩 (해표제번)

· 梔子豉湯 (치자시탕)

· 浮萍 (부평)

· 祛風行水 (거풍행수)

· 木賊 (목적)

· 退眼翳 (퇴안예)

· 急性結膜炎方 (급성결막염방)

· 穀精草 (곡정초)

· 明目退翳 (명목퇴예)

· 葛根 (갈근)

※ 葛根湯(갈근탕). Pueraria combination, Ko-ken-tang.

4 liang	pueraria
3 liang	*Ma-huang* without nodes
2 liang	cinnamon without outer bark
3 liang	ginger, cut
2 liang	licorice, seared
2 liang	tjpaeonia
12	jujube, shredded

· 生津止渴 (생진지갈)

· 對金飮子 (대금음자)

· 柴胡 (시호)

· 往來寒熱 (왕래한열)

· 逍遙散 (소요산)

· 補中益氣湯 (보중익기탕)

· 升麻 (승마)

· **升擧陽氣** (승거양기)

· **淸震湯** (청진탕)

· **瀉濕湯** (사습탕)

Ⅱ. 瀉 下 藥 (사하약)

※ **Pugative drugs**

1. 攻 下 藥 (공 하 약)

· 大黃 (대황)

· 攻積導滯 (공적도체)

· 瀉火凉血 (사화양혈)

· 備急丸 (비급환)

· 凉膈散 (양격산)

· 芒硝 (망초)

· 瀉熱通便 (사열통변)

· 熱積便秘 (열적변비)

· 大承氣湯 (대승기탕)

· 調胃承氣湯 (조위승기탕)

· 番瀉葉 (번사엽)

· 淸熱導滯 (청열도체)

· 蘆薈 (노회)

· 瀉下殺蟲 (사하살충)

· 更衣丸 (갱의환)

· 當歸龍薈丸 (당귀용회환)

2. 潤 下 藥 (윤 하 약)

· 麻子仁 (마자인)

· 潤腸通便 (윤장통변)

· 郁李仁 (욱리인)

· 利尿退腫 (이뇨퇴종)

· 五仁湯 (오인탕)

3. 峻 下 逐 水 藥 (준 하 축 수 약)

· 牽牛子 (견우자)

· 瀉水逐飮 (사수축음)

· 消水方 (소수방)

· 舟車丸 (주차환)

· 甘遂 (감수)

· 消腫散結 (소종산결)

· 大陷胸湯 (대함흉탕)

· 芫花 (원화)

· 十棗湯 (십조탕)

· 大戟 (대극)

· 控涎丹 (공연단)

· 商陸 (상륙)

· 商陸合劑 (상륙합제)

· 續隨子 (속수자)

· 破血散瘀 (파혈산어)

· 葶藶子 (정력자)

· 瀉肺定喘 (사폐정천)

· 葶藶大棗瀉肺湯 (정력대조사폐탕)

Ⅲ. 清 熱 藥 (청열약)

※ **Heat-clearing drugs**

1. 清熱瀉火藥 (청열사화약)

· 石膏 (석고)

· 解渴 (해갈)

· 白虎湯 (백호탕)

· 清瘟敗毒飮 (청온패독음)

· 大青龍湯 (대청룡탕)

· 越婢湯 (월비탕)

· 知母 (지모)

· 滋腎潤燥 (자신윤조)

· 知柏地黃丸 (지백지황환)

· 山梔子 (산치자)

· 凉血解毒 (양혈해독)

· 加味四順清凉飮 (가미사순청량음)

· 咳血方 (해혈방)

· 淡竹葉 (담죽엽)

· 清心除煩 (청심제번)

· 導赤散 (도적산)

· 夏枯草 (하고초)

· 清肝熱 (청간열)

· 目赤腫痛 (목적종통)

· 夏枯草散 (하고초산)

· 寒水石 (한수석)

· 三石湯 (삼석탕)

· 燙傷散 (탕상산)

· 蓮心 (연심)

· 清心熱 (청심열)

· 清宮湯 (청궁탕)

· 蘆根 (노근)

· 清熱生津 (청열생진)

· 葦莖湯 (위경탕)

· 決明子 (결명자)

· 清肝明目 (청간명목)

· 洗肝明目湯 (세간명목탕)

· 青箱子 (청상자)

· 明目退翳 (명목퇴예)

· 慢性葡萄膜炎方 (만성포도막염방)

· 密蒙花 (밀몽화)

· 祛風熱 (거풍열)

· 夜明砂 (야명사)

· 消疳積 (소감적)

· 退翳散 (퇴예산)

· 熊膽 (웅담)

· 熊膽散 (웅담산)

2. 清熱凉血藥 (청열양혈약)

· 犀角 (서각)

· 清熱定驚 (청열정경)

· 紫雲丹 (자운단)

· 清營湯 (청영탕)

· 犀角地黃湯 (서각지황탕)

· 生地黃 (생지황)

· 清熱凉血 (청열양혈)

· 增液湯 (증액탕)

· 生地消風飮 (생지소풍음)

· 百合固金湯 (백합고금탕)

· 當歸六黃湯 (당귀육황탕)

· 玄蔘 (현삼)

· 滋陰清熱 (자음청열)

· 玄蔘治咽湯 (현삼치인탕)

· 養陰清肺湯 (양음청폐탕)

· 玄蔘牡貝湯 (현삼모패탕)

· 四妙勇安湯 (사묘용안탕)

· 牧丹皮 (목단피), 牡丹皮 (모단피)

· 活血祛瘀 (활혈거어)

· 丹梔逍遙散 (단치소요산)

· 大黃牧丹皮湯 (대황목단피탕)

· 丹皮野菊湯 (단피야국탕)

· 桂枝茯苓丸 (계지복령환)
· 紫根 (자근)
· 凉血解毒 (양혈해독)
· 紫草紅花飮 (자초홍화음)
· 地骨皮 (지골피)
· 退虛熱 (퇴허열)
· 瀉白散 (사백산)
· 白薇 (백미)
· 白薇湯 (백미탕)
· 銀柴胡 (은시호)
· 淸骨散 (청골산)

3. 淸熱燥濕藥 (청열조습약)

· 黃芩 (황금)
· 瀉火解毒 (사화해독)
· 導滯湯 (도체탕)
· 黃連 (황련)
· 香連丸 (향련환)
· 左金丸 (좌금환)
· 肥兒丸 (비아환)
· 三黃瀉心湯 (삼황사심탕)
· 黃柏 (황백)
· 二妙散 (이묘산)
· 梔子栢皮湯 (치자백피탕)
· 大補陰丸 (대보음환)
· 龍膽草 (용담초)
· 瀉火定驚 (사화정경)
· 龍膽瀉肝湯 (용담사간탕)
· 苦蔘 (고삼)
· 祛風殺蟲 (거풍살충)
· 皮膚止痒方 (피부지양방)
· 秦皮 (진피)
· 收斂止痢 (수렴지리)
· 胡黃蓮 (호황련)
· 退骨蒸 (퇴골증)

· 小兒疳積丸 (소아감적환)

4. 淸熱解毒藥 (청열해독약)

· 金銀花 (금은화)

· 銀花解毒湯 (은화해독탕)

· 消瘡飮 (소창음)

· 銀翹散 (은교산)

· 連翹 (연교)

· 牛蒡解肌湯 (우방해기탕)

· 連翹雙黃膏 (연교쌍황고)

· 大靑葉 (대청엽)

· 乙腦方 (을뇌방)

· 淸沙湯 (청사탕)

· 板藍根 (판람근)

· 淸利咽喉 (청리인후)

· 板藍大靑湯 (판람대청탕)

· 普濟消毒飮 (보제소독음)

· 蒲公英 (포공영)

· 乳癰湯 (유옹탕)

· 蘭尾淸化湯 (란미청화탕)

· 蒲茵湯 (포인탕)

· 紫花地丁 (자화지정)

· 五味消毒飮 (오미소독음)

· 敗醬草 (패장초)

· 消癰排膿 (소옹배농)

· 薏苡附子敗醬散 (의이부자패장산)

· 腸癰方 (장옹방)

· 魚腥草 (어성초)

· 淸濕熱 (청습열)

· 魚腥草桔梗湯 (어성초길경탕)

· 魚腥草冬葵子湯 (어성초동규자탕)

· 海金沙藤 (해금사등)

· 沙草湯 (사초탕)

· 穿心蓮 (천심련)

· 蓮勞湯 (연로탕)

· 白花蛇舌草 (백화사설초)

· 消癰解毒 (소옹해독)

· 白車湯 (백차탕)

· 盆炎湯 (분염탕)

· 白頭翁 (백두옹)

· 鴉膽子 (아담자)

· 抗瘧 (항학)

· 馬齒莧 (마치현)

· 白鮮皮 (백선피)

· 祛風燥濕 (거풍조습)

· 雙白祛風湯 (쌍백거풍탕)

· 土茯苓 (토복령)

· 祛濕通絡 (거습통락)

· 菝葜 (발계)

· 貫衆 (관중)

· 抗毒湯 (항독탕)

· 馬勃 (마발)

· 清肺利咽 (청폐리인)

· 馬豆湯 (마두탕)

· 山豆根 (산두근)

· 喉痛方 (후통방)

· 射干 (사간)

· 清熱瀉肺 (청열사폐)

· 射干麻黃湯 (사간마황탕)

· 土牛膝 (토우슬)

· 三根湯 (삼근탕)

· 拳蔘 (권삼)

· 蚤休 (조휴)

· 化痰散結 (화담산결)

· 七葉一枝花湯 (칠엽일지화탕)

· 七夏豆根湯 (칠하두근탕)

5. 清熱解暑藥 (청열해서약)

· 荷葉 (하엽)

· 升發脾陽 (승발비양)

· 荷葉煎 (하엽전)

· 綠豆 (녹두)

· 消暑止渴 (소서지갈)

· 綠豆飮 (녹두음)

· 西瓜 (서과)

· 解暑除煩 (해서제번)

· 白扁豆 (백편두)

· 消暑化濕 (소서화습)

· 和中健胃 (화중건위)

· 淸暑六和湯 (청서육화탕)

· 大豆黃卷 (대두황권)

· 豆卷湯 (두권탕)

· 菁蒿 (청호)

Ⅳ. 利水滲濕藥 (이수삼습약)

※ **Drugs for inducing diuresis and excreting dampness**

1. 利水滲濕藥 (이수삼습약)

· 茯苓 (복령)

· 寧心安神 (녕심안심)

· 健脾和中 (건비화중)

· 五苓散 (오령산)

· 參苓白朮散 (삼령백출산)

· 茯神 (복신)

· 養心湯 (양심탕)

· 茯苓皮 (복령피)

· 五皮飮 (오피음)

· 豬苓 (저령)

· 胃苓湯 (위령탕)

· 澤瀉 (택사)

· 四苓散 (사령산)

· 茵蔯蒿 (인진호)

· 退黃疸 (퇴황달)

· 茵蔯五苓散 (인진오령산)

· 茵蔯四逆湯 (인진사역탕)

· 木防己 (목방기)

· 祛風利濕 (거풍리습)

· 防己黃芪湯 (방기황기탕)

· 防己茯苓湯 (방기복령탕)

· 滑石 (활석)

· 六一散 (육일산)

· 益元散 (익원산)

· 黃芩滑石湯 (황금활석탕)

· 薏苡仁 (의이인)

· 除痺 (제비)

· 健脾止瀉 (건비지사)

· 薏苡杜仲湯 (의이두충탕)

· 麻杏薏甘湯 (마행의감탕)

· 冬瓜仁 (동과인)

· 淸肺化痰 (청폐화담)

· 前貝杏瓜湯 (전패행과탕)

· 木通 (목통)

· 降火利水 (강화이수)

· 木通散 (목통산)

· 通草 (통초)

· 下乳方 (하유방)

· 燈心草 (등심초)

· 八正散 (팔정산)

· 天乙丸 (천을환)

· 瞿麥 (구맥)

· 通淋 (통림)

· 淸腸湯 (청장탕)

· 地膚子 (지부자)

· 除濕消疹湯 (제습소진탕)

· 萹蓄 (편축)

· 乳糜尿 (유미뇨)

· 萹榧驅蟯湯 (편비구요탕)

· 石葦 (석위)

· 車前子 (차전자)

· 牛車腎氣丸 (우차신기환)

· 加減駐景丸 (가감주경환)

· 冬葵子 (동규자)

· 萆薢 (비해)

· 祛風濕 (거풍습)

· 程氏萆薢分淸飮 (정씨비해분청음)

· 橘皮煎元 (귤피전원)

· 金錢草 (금전초)

· 解毒消腫 (해독소종)

· 輸尿管結石方 (수뇨관결석방)

· 膽道排石湯 (담도배석탕)

· 赤小豆 (적소두)

· 散血消腫 (산혈소종)

· 赤小豆鯉魚湯 (적소두이어탕)

· **麻黃連翹赤小豆湯** (마황연교적소두탕)

· **半邊蓮** (반변련)

· **毒蛇咬傷** (독사교상)

· **玉米鬚** (옥미수)

· **腎石二方** (신석이방)

Ⅴ. 祛風濕藥 (거풍습약)

※ **Drugs for eliminating the pathogenic wind-dampness or Anti-rheumatic drugs**

1. 祛風濕藥 (거풍습약)

· 獨活 (독활)

· 通經絡 (통경락)

· 萬金湯 (만금탕)

· 全生活血湯 (전생활혈탕)

· 秦艽 (진교)

· 除虛熱 (제허열)

· 威靈仙 (위령선)

· 去骨湯 (거골탕)

· 海桐皮 (해동피)

· 關節熱洗一方 (관절열세일방)

· 木瓜 (목과, 모과)

· 舒筋活絡 (서근활락)

· 木萸散 (목유산)

· 蠶砂 (잠사)

· 蠶矢湯 (잠시탕)

· 五加皮 (오가피)

· 補肝腎 (보간신)

· 强筋骨 (강근골)

· 五皮飮 (오피음)

· 蒼耳子 (창이자)

· 通鼻竅 (통비규)

· 蒼耳益氣湯 (창이익기탕)

· 桑枝 (상지)

· 桑尖湯 (상첨탕)

· 豨薟草 (희렴초)

· 豨桐丸 (희동환)

· 絡石藤 (낙석등)

· 凉血消癰 (양혈소옹)

· 鹿蹄草 (녹제초)

· 風濕身痛方 (풍습신통방)

· **徐長卿** (서장경)

· **解毒消腫** (해독소종)

· **療蛇半劍湯** (료사반검탕)

· **虎骨** (호골)

· **健筋骨** (건근골)

· **健步虎潜丸** (건보호잠환)

· **白花蛇** (백화사)

· **烏梢蛇** (오초사)

· **烏梢消風飲** (오초소풍음)

· **蛇退皮** (사퇴피)

· **抗蕁湯** (항담탕)

· **松節** (송절)

· **風濕二方** (풍습이방)

Ⅵ. 溫 裏 藥 (온리약)

※ **Interior warming drugs**

1. 溫裏祛寒藥 (온리거한약)

· 附子 (부자)

· 回陽救逆 (회양구역)

· 散寒止痛 (산한지통)

· 眞武湯 (진무탕)

· 蔘附湯 (삼부탕)

· 八味丸 (팔미환)

· 烏頭 (오두)

· 乾薑 (건강)

· 溫肺化痰 (온폐화담)

· 理中湯 (이중탕)

· 薑附固衝湯 (강부고충탕)

· 肉桂 (육계)

· 溫中補陽 (온중보양)

· 安中散 (안중산)

· 少腹逐瘀湯 (소복축어탕)

· 十全大補湯 (십전대보탕)

· 保元湯 (보원탕)

· 吳茱萸 (오수유)

· 下氣止痛 (하기지통)

· 暖肝煎 (난간전)

· 蜀椒 (촉초)

· 祛濕驅蛔 (거습구회)

· 蜀椒湯 (촉초탕)

· 丁香 (정향)

· 溫中降逆 (온중강역)

· 千金廣濟丸 (천금광제환)

· 神香散 (신향산)

· 小茴香 (소회향)

· 理氣止痛 (이기지통)

· 睾丸鞘膜積液方 (고환초막적액방)

· 高良薑 (고양강)

· **良附丸** (양부환)

· **蓽撥** (필발)

· **寬胸丸** (관흉환)

· **胡椒** (호초)

Ⅶ. 芳 香 化 濕 藥 (방 향 화 습 약)

※ **Aromatic drugs for resolving dampness**

1. 芳香化濕藥 (방향화습약)

· 藿香 (곽향)

· 化濕和中 (화습화중)

· 不換金正氣散 (불환금정기산)

· 佩蘭 (패란)

· 厚朴 (후박)

· 燥濕除滿 (조습제만)

· 平胃散 (평위산)

· 連朴飮 (연박음)

· 蒼朮 (창출)

· 燥濕健脾 (조습건비)

· 香砂平胃散 (향사평위산)

· 白荳蔻 (백두구)

· 行氣寬中 (행기관중)

· 三仁湯 (삼인탕)

· 草豆蔲 (초두구)

· 溫胃止嘔 (온위지구)

· 草豆蔲湯 (초두구탕)

· 草果 (초과)

· 祛痰截瘧 (거담절학)

· 人蔘養胃湯 (인삼양위탕)

· 十將軍丸 (십장군환)

· 縮砂 (축사)

· 理氣寬胸 (이기관흉)

· 香砂六君子湯 (향사육군자탕)

· 香砂養胃丸 (향사양위환)

Ⅷ. 理 氣 藥 (이기약)

※ **Drugs for regulating *Qi***

1. 理氣藥 (이기약)

· 陳皮 (진피)

· 理氣調中 (이기조중)

· 橘皮竹茹湯 (귤피죽여탕)

· 二陳湯 (이진탕)

· 靑皮 (청피)

· 疏肝破氣 (소간파기)

· 七味調氣湯 (칠미조기탕)

· 大腹皮 (대복피)

· 下氣寬中 (하기관중)

· 加減正氣散 (가감정기산)

· 達生散 (달생산)

· 枳實 (지실)

· 行氣消積 (행기소적)

· 香砂枳朮丸 (향사지출환)

· 溫膽湯 (온담탕)

· 香附子 (향부자)

· 調經止痛 (조경지통)

· 香附芎歸湯 (향부궁귀탕)

· 木香 (목향)

· 胸腹膨滿 (흉복팽만)

· 木香順氣丸 (목향순기환)

· 烏藥 (오약)

· 散寒溫腎 (산한온신)

· 保生湯 (보생탕)

· 沈香 (침향)

· 溫腎補陽 (온신보양)

· 加味大補湯 (가미대보탕)

· 八寶廻春湯 (팔보회춘탕)

· 檀香 (단향)

· 丹蔘飮 (단삼음)

· 薤白 (해백)

· 溫中通陽 (온중통양)

· 佛手柑 (불수감)

· 佛手敗醬湯 (불수패장탕)

· 川楝子 (천련자)

· 金鈴子散 (금령자산)

· 玫瑰花 (매괴화)

· 荔枝核 (여지핵)

· 荔橘香散 (여귤향산)

· 柿蒂 (시체)

· 救必應 (구필응)

· 抗菌 (항균)

· 胃痛散 (위통산)

· 兩面針 (양면침)

· 氣痛方 (기통방)

Ⅸ. 理 血 藥 (이혈약)

※ **Treating blood disorder**

1. 理血藥 (이혈약)

- 蒲黃 (포황)
- 收斂止血 (수렴지혈)
- 失笑散 (실소산)
- 仙鶴草 (선학초)
- 龍芽草 (용아초)
- 鶴柏湯 (학백탕)
- 三七 (삼칠)
- 安血飮 (안혈음)
- 白芨 (백급)
- 消腫生肌 (소종생기)
- 潰瘍出血湯 (궤양출혈탕)
- 大薊 (대계)
- 破瘀止血 (파어지혈)
- 十灰散 (십회산)
- 小薊 (소계)
- 地楡 (지유)
- 槐楡煎 (괴유전)
- 槐花米 (괴화미)
- 加味槐花散 (가미괴화산)
- 茜草根 (천초근)
- 固衝湯 (고충탕)
- 側柏葉 (측백엽)
- 四生丸 (사생환)
- 艾葉 (애엽)
- 膠艾四物湯 (교애사물탕)
- 伏龍肝 (복룡간)
- 黃土湯 (황토탕)
- 血餘炭 (혈여탄)
- 血餘歸母湯 (혈여귀모탕)
- 降香 (강향)
- 冠心二號方 (관심이호방)
- 藕節 (우절)

· 肺熱咳血方 (폐열해혈방)

· 蓮房 (연방)

· 蓮芥散 (연개산)

· 陳棕炭 (진종탄)

· 陳棕血餘湯 (진종혈여탕)

· 花蕊石 (화예석)

· 花蕊白芨散 (화예백급산)

· 白茅根 (백모근)

· 淸熱生津 (청열생진)

· 急性腎炎方 (급성신염방)

Ⅹ. 活 血 藥 (활혈약)

※ **Drugs for promoting blood circulation and removing blood stasis**

1. 活血祛瘀藥 (활혈거어약)

· 川芎 (천궁)

· 活血行氣 (활혈행기)

· 川芎茶調散 (천궁차조산)

· 血府逐瘀湯 (혈부축어탕)

· 丹蔘 (단삼)

· 丹蔘生脈散 (단삼생맥산)

· 鷄血藤 (계혈등)

· 補血行血 (보혈행혈)

· 再障方 (재장방)

· 延胡索 (연호색), 玄胡索 (현호색)

· 調經種玉湯 (조경종옥탕)

· 起枕散 (기침산)

· 鬱金 (울금)

· 白金丸 (백금환)

· 宣鬱通經湯 (선울통경탕)

· 薑黃 (강황)

· 黃芪桂枝五物湯 (황기계지오물탕)

· 益母草 (익모초)

· 調經湯 (조경탕)

· 茺蔚子 (충울자)

· 澤蘭 (택란)

· 稀發月經 (희발월경)

· 凌霄花 (능소화)

· 絲瓜絡 (사과락)

· 通絡止痛湯 (통락지통탕)

· 赤芍藥 (적작약)

· 前立腺湯 (전립선탕)

· 桃仁 (도인)

· 潤燥滑腸 (윤조활장)

· 桃紅四物湯 (도홍사물탕)

· 復元活血湯 (복원활혈탕)

· 桂枝茯苓丸 (계지복령환)
· 紅花 (홍화)
· 跌打活血湯 (질타활혈탕)
· 莪朮 (아출)
· 蓬朮 (봉출)
· 攻逐積滯 (공축적체)
· 莪稜逐瘀湯 (아릉축어탕)
· 三稜 (삼릉)
· 莪稜通經湯 (아릉통경탕)
· 乳香 (유향)
· 乳沒片 (유몰편)
· 醒消丸 (성소환)
· 沒藥 (몰약)
· 沒藥丸 (몰약환)
· 牛膝 (우슬)
· 跌打腰腿痛散 (질타요퇴통산)
· 平肝降壓湯 (평간강압탕)
· 王不留行 (왕불유행)
· 催乳 (최유)
· 通乳湯 (통유탕)
· 板王消毒飮 (판왕소독음)
· 路路通 (로로통)
· 過敏性鼻炎湯 (과민성비염탕)
· 劉寄奴 (유기노)
· 自然銅 (자연동)
· 續筋接骨 (속근접골)
· 新傷續骨湯 (신상소골탕)
· 血竭 (혈갈)
· 活血生肌 (활혈생기)
· 七厘散 (칠리산)
· 蘇木 (소목)
· 跌打外洗方 (질타외세방)
· 五靈脂 (오령지)
· 靈脂丸 (령지환)
· 急性子 (급성자)
· 軟堅祛瘀 (연견거어)

· 龍急散 (용급산)

· 瓦楞子 (와릉자)

· 制酸作用 (제산작용)

· 甘楞散 (감릉산)

· 穿山甲 (천산갑)

· 下乳通經 (하유통경)

· 山甲下乳湯 (산갑하유탕)

· 水蛭 (수질)

· 破血逐瘀 (파혈축어)

· 打撲捻挫 (타박염좌)

· 水蛭海藻散 (수질해조산)

· 䗪蟲 (자충)

· 跌打散 (질타산)

XI. 補 益 藥 (보익약)

※ **Tonics**

1. 補 氣 藥 (보 기 약)

· 人蔘 (인삼)

· 安神益智 (안신익지)

· 大補元氣 (대보원기)

· 獨蔘湯 (독삼탕)

· 消渴飮 (소갈음)

· 陽萎湯 (양위탕)

· 黨蔘 (당삼)

· 補中益氣 (보중익기)

· 補血湯 (보혈탕)

· 黃芪 (황기)

· 固表止汗 (고표지한)

· 托毒排膿 (탁독배농)

· 內托黃芪散 (내탁황기산)

· 補陽還五湯 (보양환오탕)

· 山藥 (산약)

· 縮泉丸 (축천환)

· 和肺飮 (화폐음)

· 白朮 (백출)

· 燥濕利水 (조습이수)

· 玉屛風散 (옥병풍산)

· 大棗 (대조)

· 緩和藥性 (완화약성)

· 甘草 (감초)

· 調和諸藥 (조화제약)

· 炙甘草湯 (자감초탕)

· 甘桔湯 (감길탕)

· 黃精 (황정)

· 補脾潤肺 (보비윤폐)

2. 補 陽 藥 (보 양 약)

· 鹿茸 (녹용)

· 溫腎壯陽 (온신장양)

· 拱辰丹 (공진단)
· 蛤蚧 (합개)
· 滋補强壯 (자보강장)
· 冬蟲夏草 (동충하초)
· 肉蓯蓉 (육종용)
· 補陽潤腸 (보양윤장)
· 蓯蓉潤腸湯 (종용윤장탕)
· 鎖陽 (쇄양)
· 滋陰丸 (자음환)
· 淫羊藿 (음양곽)
· 二仙湯 (이선탕)
· 羊藿三子湯 (양곽삼자탕)
· 巴戟天 (파극천)
· 巴戟去痺湯 (파극거비탕)
· 胡蘆巴 (호로파)
· 胡桃肉 (호도육)
· 溫肺潤腸 (온폐윤장)
· 核桃馬蛇子湯 (핵도마사자탕)
· 補骨脂 (보골지)
· 固精縮尿 (고정축뇨)
· 四神丸 (사신환)
· 益智仁 (익지인)
· 仙茅 (선모)
· 杜仲 (두충)
· 補肝腎 (보간신)
· 保產湯 (보산탕)
· 狗脊 (구척)
· 續斷 (속단)
· 骨碎補 (골쇄보)
· 接骨散 (접골산)
· 免絲子 (토사자)
· 補腎益精 (보신익정)
· 潼蒺藜 (동질려)
· 養肝明目 (양간명목)
· 補腎明目散 (보신명목산)
· 紫河車 (자하거)

· 河車大造丸 (하거대조환)

· 韭子 (구자)

· 海狗腎 (해구신)

· 助陽丸 (조양환)

· 陽起石 (양기석)

· 性機能減退 (성기능감퇴)

3. 補血藥 (보혈약)

· 熟地黃 (숙지황)

· 四物湯 (사물탕)

· 金水六君煎 (금수육군전)

· 何首烏 (하수오)

· 當歸 (당귀)

· 八珍湯 (팔진탕)

· 一貫煎 (일관전)

· 白芍藥 (백작약)

· 緩急止痛 (완급지통)

· 芍藥甘草湯 (작약감초탕)

· 四逆散 (사역산)

· 阿膠 (아교)

· 補肺阿膠湯 (보폐아교탕)

· 枸杞子 (구기자)

· 菊睛湯 (국정탕)

· 桑椹子 (상심자)

· 龍眼肉 (용안육)

· 補腎安神 (보신안신)

· 歸脾湯 (귀비탕)

4. 補陰藥 (보음약)

· 沙蔘 (사삼)

· 養陰淸肺 (양음청폐)

· 沙蔘麥冬飮 (사삼맥동음)

· 益胃湯 (익위탕)

· 天門冬 (천문동)

· 淸熱化痰 (청열화담)

· 天破湯 (천파탕)

- 三才湯 (삼재탕)
- 麥門冬 (맥문동)
- 潤燥生津 (윤조생진)
- 生脈散 (생맥산)
- 養正湯 (양정탕)
- 石斛 (석곡)
- 生津益胃 (생진익위)
- 淸胃養陰湯 (청위양음탕)
- 消渴方 (소갈방)
- 玉竹 (옥죽)
- 百合 (백합)
- 消痰膏 (소담고)
- 桑寄生 (상기생)
- 桑寄安胎湯 (상기안태탕)
- 旱蓮草 (한련초)
- 寧血湯 (영혈탕)
- 女貞子 (여정자)
- 二至丸 (이지환)
- 胡麻 (호마)
- 黑芝麻 (흑지마)
- 桑麻丸 (상마환)
- 黑豆 (흑두)
- 龜板 (구판)
- 大補陰丸 (대보음환)
- 鱉甲 (별갑)
- 三甲腹脈湯 (삼갑복맥탕)

Ⅻ. 固澁藥 (고삽약)

※ **Astrigents**

1. 固澁藥 (고삽약)

· 山茱萸 (산수유)

· 澁精斂汗 (삽정렴한)

· 左歸飮 (좌귀음)

· 五味子 (오미자)

· 斂肺滋腎 (염폐자신)

· 澁精止瀉 (삽정지사)

· 都氣丸 (도기환)

· 烏梅 (오매)

· 赤石脂 (적석지)

· 止血生肌 (지혈생기)

· 桃花湯 (도화탕)

· 禹餘粮 (우여량)

· 訶子 (가자)

· 補肺湯 (보폐탕)

· 肉荳蔲 (육두구)

· 攝腸止瀉 (섭장지사)

· 眞人養臟湯 (진인양장탕)

· 罌粟殼 (앵속각)

· 罌粟蘇子湯 (앵속소자탕)

· 石榴皮 (석류피)

· 蓮子 (연자)

· 淸心益腎 (청심익신)

· 淸心蓮子飮 (청심연자음)

· 芡實 (검실)

· 易黃湯 (이황탕)

· 金櫻子 (금앵자)

· 水陸二味丸 (수륙이미환)

· 覆盆子 (복분자)

· 固精縮尿 (고정축뇨)

· 五子湯 (오자탕)

· 五倍子 (오배자)

· 斂肺降火 (렴폐강화)

· 白果 (백과)

· 止咳平喘 (지해평천)

· 浮小麥 (부소맥)

· 甘麥大棗湯 (감맥대조탕)

· 糯米根 (나미근)

· 麻黃根 (마황근)

· 五賊骨 (오적골)

· 桑螵蛸 (상표초)

· 小便短赤 (소변단적)

XIII. 安 神 藥 (안신약)

※ **Tranquilizers**

1. 重鎭安神藥 (중진안신약)

· 龍骨 (용골)

· 平肝潛陽 (평간잠양)

· 桂枝龍牡湯 (계지용모탕)

· 龍齒 (용치)

· 牡蠣 (모려)

· 制酸止痛 (제산지통)

· 一甲煎 (일갑전)

· 磁石 (자석)

· 納氣平喘 (납기평천)

· 磁朱丸 (자주환)

· 朱砂 (주사)

· 定驚解毒 (정경해독)

· 天王補心丹 (천왕보심단)

· 眞珠 (진주)

· 珍珠 (진주)

· 安神定驚 (안신정경)

· 紫石英 (자석영)

· 養肝降氣 (양간강기)

· 琥珀 (호박)

· 利水通淋 (이수통림)

· 琥珀杞菊湯 (호박기국탕)

· 代赭石 (대자석)

· 鎭胃降氣 (진위강기)

· 旋覆花代赭石湯 (선복화대자석탕)

2. 養心安神藥 (양심안신약)

· 酸棗仁 (산조인)

· 寧心斂汗 (영심렴한)

· 加味歸脾湯 (가미귀비탕)

· 柏子仁 (백자인)

· 潤腸通便 (윤장통변)

· 柏子寧心湯 (백자녕심탕)

· 遠志 (원지)

· 祛痰消炎 (거담소염)

· 芳香開竅 (방향개규)

· 地黃飮子 (지황음자)

· 合歡皮 (합환피)

· 解鬱止痛 (해울지통)

· 夜交藤 (야교등)

· 養血活絡 (양혈활락)

· 交藤飮 (교등음)

XIV. 開 竅 藥 (개규약)

※ **Drugs for inducing resuscitation**

1. 芳香開竅藥 (방향개규약)

· 麝香 (사향)

· 開竅催生 (개규최생)

· 至寶丹 (지보단)

· 蘇合香 (소합향)

· 解鬱祛痰 (해울거담)

· 安息香 (안식향)

· 龍腦 (용뇌)

· 氷片 (빙편)

· 散熱止痛 (산열지통)

· 氷硼散 (빙붕산)

· 菖蒲 (창포)

· 逐痰祛濁 (축담거탁)

· 地黃飮子 (지황음자)

· 牛黃 (우황)

· 鎭痙定驚 (진경정경)

· 腦卒中 (뇌졸중)

· 安宮牛黃丸 (안궁우황환)

· 牛黃淸心丸 (우황청심환)

XV. 熄 風 藥 (식풍약)

※ **Drugs for calming endogenous wind or Drugs for calming the liver**

1. 熄風鎭痙藥 (식풍진경약)

· 羚羊角 (영양각)

· 平肝熄風 (평간식풍)

· 紫雪丹 (자설단)

· 釣鉤藤 (조구등)

· 平肝止痙 (평간지경)

· 羚角鉤藤湯 (영각구등탕)

· 天麻 (천마)

· 祛風鎭痙 (거풍진경)

· 天麻鉤藤飮 (천마구등음)

· 白蒺藜 (백질려)

· 行瘀祛帶 (행어거대)

· 蒺藜消風飮 (질려소풍음)

· 石決明 (석결명)

· 平肝潛陽 (평간잠양)

· 育陰湯 (육음탕)

· 玳瑁 (대모)

· 潛陽熄風 (잠양식풍)

· 蚯蚓 (구인)

· 鎭驚定喘 (진경정천)

· 地龍湯 (지룡탕)

· 全蝎 (전갈)

· 解毒散結 (해독산결)

· 加味牽正散 (가미견정산)

· 蜈蚣 (오공)

· 破傷風 (파상풍)

· 瘰癧 (나력)

· 白殭蠶 (백강잠)

· 乳腺炎 (유선염)

· 蠶珠定驚湯 (잠주정경탕)

XVI. 化痰止咳平喘藥 (화담지해약)

※ **Expectorants, Antitussive and anti-asthmatics**

1. 淸化熱痰藥 (청화열담약)

· 前胡 (전호)

· 感冒熱咳方 (감모열해방)

· 川貝母 (천패모)

· 潤燥化痰 (윤조화담)

· 淸燥救肺湯 (청조구폐탕)

· 折貝母 (절패모)

· 開泄肺氣 (개설폐기)

· 樓貝湯 (루패탕)

· 栝樓仁 (괄루인)

· 利氣通便 (이기통변)

· 柴陷湯 (시함탕)

· 天花粉 (천화분)

· 葡狀奇胎 (포상기태)

· 生津飮 (생진음)

· 天竺黃 (천축황)

· 凉心定驚 (양심정경)

· 消痰治風方 (소담치풍방)

· 竹瀝 (죽력)

· 淸化熱痰 (청화열담)

· 淸痰瀉熱方 (청담사열방)

· 竹茹 (죽여)

· 溫膽湯 (온담탕)

· 海浮石 (해부석)

· 淸肺化痰 (청폐화담)

· 咳血方 (해혈방)

· 海蛤殼 (해합각)

· 蛤膽片 (합담편)

· 昆布 (곤포)

· 軟堅散結 (연견산결)

· 昆布消瀝湯 (곤포소력탕)

· 海藻 (해조)

· 散癭瘤 (산영류)

· 海藻玉壺湯 (해조옥호탕)

· 胖大海 (반대해)

· 開音飮 (개음음)

· 礞石 (몽석)

· 祛積痰 (거적담)

· 礞石滾痰丸 (몽석곤담환)

2. 溫化寒痰藥 (온화한담약)

· 半夏 (반하)

· 燥濕祛痰 (조습거담)

· 五積散 (오적산)

· 天南星 (천남성)

· 祛風解痙 (거풍해경)

· 玉眞散 (옥진산)

· 定癎丸 (정간환)

· 白附子 (백부자)

· 燥寒濕 (조한습)

· 旋覆花 (선복화)

· 止嘔逆 (지구역)

· 旋覆止噫湯 (선복지희탕)

· 白前 (백전)

· 白芥子 (백개자)

· 三子養親湯 (삼자양친탕)

· 桔梗 (길경)

· 淸肺提氣 (청폐제기)

· 淸咽利膈湯 (청인리격탕)

· 皂角 (조각)

· 祛痰覺醒 (거담각성)

· 通關散 (통관산)

· 稀涎散 (희연산)

3. 止咳平喘藥 (지해평천약)

· 杏仁 (행인)

· 潤肺止咳 (윤폐지해)

· 杏蘇散 (행소산)

· 紫菀 (자원)

· 止咳化痰 (지해화담)

· 止嗽散 (지수산)

· 款冬花 (관동화)

· 蘇子 (소자)

· 寬胸解鬱 (관흉해울)

· 蘇子導痰降氣湯 (소자도담강기탕)

· 枇杷葉 (비파엽)

· 胃脘脹悶 (위완창민)

· 杷葉止嘔湯 (파엽지구탕)

· 百部 (백부)

· 蟯蟲症 (요충증)

· 百日咳飮 (백일해음)

· 桑白皮 (상백피)

· 瀉肺平喘 (사폐평천)

· 加味瀉白散 (가미사백산)

· 馬兜鈴 (마두령)

· 補肺阿膠湯 (보폐아교탕)

XVII. 消 導 藥 (소도약)

※ **Drugs for improving appetite ad digestion and removing food stagnation**

1. 消 導 藥 (소 도 약)

· 山楂子 (산사자)

· 消食化積 (소식화적)

· 保和丸 (보화환)

· 麥芽 (맥아)

· 疏肝醒胃 (소간성위)

· 小兒傷食方 (소아상식방)

· 穀芽 (곡아)

· 外感風滯方 (외감풍체방)

· 神麴 (신국)

· 消食行氣 (소식행기)

· 健脾丸 (건비환)

· 鷄內金 (계내금)

· 止遺尿 (지유뇨)

· 內金湯 (내금탕)

· 萊菔子 (내복자)

· 萊菔白果湯 (내복백과탕)

XVIII. 驅 蟲 藥 (구충약)

※ **Anthelmintics**

1. 驅蟲藥 (구충약)

· 使君子 (사군자)

· 殺蟲消積 (살충소적)

· 使檳合劑 (사빈합제)

· 苦楝根皮 (고련근피)

· 膽道蛔蟲湯 (담도회충탕)

· 榧子 (비자)

· 緩瀉消積 (완사소적)

· 榧子殺蟲丸 (비자살충환)

· 鶴虱 (학슬)

· 化蟲湯 (화충탕)

· 雷丸 (뇌환)

· 蕪荑 (무이)

· 檳榔 (빈랑)

· 行氣導滯 (행기도체)

· 木香檳榔丸 (목향빈랑환)

· 鷄鳴散 (계명산)

· 貫衆 (관중)

· 南瓜子 (남과자)

· 治滌劑 (치척제)

· 大蒜 (대산)

XIX. 外用藥(외용약)

※ **Drugs for external uses**

1. 外用藥 (외용약)

· 明礬 (명반)

· 燥濕止痒 (조습지양)

· 五百明洗劑 (오백명세제)

· 輕粉 (경분)

· 化膿性皮膚炎 (화농성피부염)

· 八寶丹 (팔보단)

· 雄黃 (웅황)

· 密陀僧 (밀타승)

· 爐甘石 (노감석)

· 爐硝散 (노초산)

· 硼砂 (붕사)

· 急性扁桃腺炎 (급성편도선염)

· 鵝口瘡 (아구창)

· 玉鑰匙 (옥륜시)

· 硫黃 (유황)

· 疏利大腸 (소리대장)

· 半硫丸 (반류환)

· 鉛丹 (연단)

· 拔毒生肌 (발독생기)

· 治黃水方 (치황수방)

· 蛇床子 (사상자)

· 溫腎補陽 (온신보양)

· 馬錢子 (마전자)

· 提神 (제신)

· 跳骨丹 (도골단)

· 木鱉子 (목별자)

· 消積塊 (소적괴)

· 大風子 (대풍자)

· 歸風丸 (귀풍환)

· 兒茶 (아차)

· 山慈菇 (산자고)

· 紫金錠 (자금정)

· 樟腦 (장뇌)

· 開竅辟穢 (개규벽예)

· **跌打酒** (질타주)

· **斑猫** (반묘)

· **攻毒蝕瘡** (공독식창)

· **蟾酥** (섬수)

· **六神丸** (육신환)

· **露蜂房** (노봉방)

· **副鼻腔炎** (부비강염)

第 四 章
藥 性 歌

Ⅰ. 解表藥 (해표약)

1. 發散風寒藥 (발산풍한약)

麻黃辛溫能出汗 身熱頭疼風寒散 (마황신온능출한 신열두동풍한산)

桂枝小梗行手臂 止汗舒筋手足痺 (계지소경행수비 지한서근수족비)

蘇葉辛溫解風寒 梗能下氣脹可安 (소엽신온해풍한 경능하기창가안)

荊芥辛溫淸頭目 表寒祛風瘡瘀蹙 (형개신온청두목 표한거풍창어축)

羌活性溫祛風濕 身痛頭疼筋骨急 (강활성온거풍습 신통두동근골급)

白芷辛溫排膿往 陽明頭痛風熱痒 (백지신온배농왕 양명두통풍열양)

防風甘溫骨節痺 諸風口噤頭暈類 (방풍감온골절비 제풍구금두훈류)

藁本辛溫祛風能 兼治寒濕巓頂疼 (고본신온거풍능 겸치한습전정동)

辛夷辛溫鼻流涕 香臭不聞通竅劑 (신이신온비류체 향취불문통규제)

細辛辛溫通關竅 少陰頭痛風濕要 (세신신온통관규 소음두통풍습요)

生薑辛溫能祛穢 暢神開胃吐痰咳 (생강신온능거예 창신개위토담해)

香薷味辛治傷暑 霍亂便澁腫煩去 (향유미신치상서 곽란변삽종번거)

葱白辛溫能發汗 傷寒頭疼腫痛散 (총백신온능발한 상한두동종통산)

檉柳辛甘解發表 透疹解毒熏洗宜 (정류신감해발표 투진해독훈세의)

蒼耳子溫疥癬瘡 風濕痛痒無不當 (창이자온개선창 풍습통양무부당)

2. 發散風熱藥 (발산풍열약)

薄荷辛凉淸頭目 風痰骨蒸俱可服 (박하신량청두목 풍담골증구가복)

牛蒡子寒消瘡毒 風熱咽疼癮疹屬 (우방자한소창독 풍열인동은진속)

桑葉性寒散風熱 明目淸肝兼凉血 (상엽성한산풍열 명목청간겸량혈)

菊花甘苦除熱風 頭眩目赤收淚功 (국화감고제열풍 두현목적수루공)

葛根甘辛解傷寒 酒毒溫瘧渴並安 (갈근감신해상한 주독온학갈병안)

柴胡苦辛瀉肝火 寒熱往來瘧疾可 (시호고신사간화 한열왕래학질가)

升麻微寒淸胃能 解毒升擧並牙疼 (승마미한청위능 해독승거병아동)

蔓荊子凉頭痛痓 眼淚濕痺並拘攣 (만형자량두통전 안루습비병구련)

淸豆豉寒懊牢恙 傷寒頭疼兼理瘴 (청두시한오뇌양 상한두동겸리장)

蟬蛻甘寒除風驚 並治疳熱瞖侵睛 (선태감한제풍경 병치감열예침정)

浮萍辛寒利水腫 發汗去風透疹效 (부평신한리수종 발한거풍투진효)

木賊甘苦疏風熱 退瞖止經消積良 (목적감고소풍열 퇴예지경소적량)

Ⅱ. 淸熱藥 (청열약)

3. 淸熱瀉火藥 (청열사화약)

石膏大寒瀉胃火 發渴頭痛解肌可 (석고대한사위화 발갈두통해기가)

知母苦甘熱渴除 骨蒸有汗痰咳舒 (지모고감열갈제 골증유한담해서)

蘆根甘寒淸熱津 肺癰頻尿煩渴吐 (노근감한청열진 폐옹빈뇨번갈토)

天花粉凉除熱痰 排膿消毒煩渴堪 (천화분량제열담 배농소독번갈감)

竹葉性寒止煩渴 定喘安眠痰可劉 (죽엽성한지번갈 정천안면담가철)

梔子苦寒利水熱 吐衄鬱煩胃火煽 (치자고한리수열 토뉵울번위화선)

夏枯草寒瘰癭瘤 破癥散結濕痺瘳 (하고초한라영류 파징산결습비추)

淡竹葉寒淸心火 利尿除煩口舌瘡 (담죽엽한청심화 이뇨제번구설창)

寒水石寒淸大熱 兼利小便又消腫 (한수석한청대열 겸리소변우소종)

鴨跖草寒行水腫 淸熱解毒凉血可 (압척초한행수종 청열해독량혈가)

穀精草平牙齒痛 口瘡咽痺眼瞖瞢 (곡정초평아치통 구창인비안예몽)

密蒙花甘能明目 虛瞖靑盲效最速 (밀몽화감능명목 허예청맹효최속)

靑葙子苦肝臟熱 赤障靑盲俱可設 (청상자고간장열 적장청맹구가설)

槐角苦寒止血好 陰瘡濕痒五痔除 (괴각고한지혈호 음창습양오치제)

夜明砂寒下死胎 小兒無辜瘰癧材 (야명사한하사태 소아무고라력재)

茶葉苦凉除熱渴 上淸頭目下消食 (다엽고량제열갈 상청두목하소식)

4. 清熱燥濕藥 (청열조습약)

黃芩苦寒瀉肺火 止血安胎淸濕熱 (황금고한사폐화 지혈안태청습열)

黃連苦寒主淸熱 除痞明目止痢泄 (황련고한주청열 제비명목지리설)

黃柏苦寒主降火 濕熱骨蒸下血可 (황백고한주강화 습열골증하혈가)

龍膽苦寒眼赤疼 下焦濕腫肝熱乘 (용담고한안적동 하초습종간열승)

苦蔘苦寒主外科 眉脫腸風下血痾 (고삼고한주외과 미탈장풍하혈아)

白蘚苦寒治疥癬 疸淋痺癱功不淺 (백선고한치개선 달림비탄공불천)

豆卷甘平淸濕熱 外解表邪濕熱最 (두권감평청습열 외해표사습열최)

5. 清熱凉血藥 (청열량혈약)

犀角苦寒化毒邪 消腫血熱並制蛇 (서각고한화독사 소종혈열병제사)

牛角鹹寒凉血熱 淸熱解毒幷定驚 (우각함한량혈열 청열해독병정경)

生地甘寒淸血熱 骨蒸煩勞消瘀血 (생지감한청혈열 골증번노소어혈)

玄蔘苦寒淸相火 消腫骨蒸補腎可 (현삼고한청상화 소종골증보신가)

牧丹苦辛通經血 無汗骨蒸血分熱 (목단고신통경혈 무한골증혈분열)

赤芍苦凉能散瀉 破血通經產後怕 (적작고량능산사 파혈통경산후파)

紫草甘寒通九竅 利水消膨痘疹要 (자초감한통구규 이수소팽두진요)

童便鹹凉撲損瘀 虛勞骨蒸熱嗽除 (동변함량박손어 허로골증열수제)

西瓜甘寒淸解暑 除煩止渴利小便 (서과감한청해서 제번지갈리소변)

6. 淸熱解毒藥 (청열해독약)

銀花甘寒癰善退 未成卽散已成潰 (은화감한옹선퇴 미성즉산이성궤)

連翹苦寒消癰毒 氣聚血凝溫熱逐 (연교고한소옹독 기취혈응온열축)

蒲公苦甘除食毒 消腫潰堅結核屬 (포공고감제식독 소종궤견결핵속)

紫花地丁寒解毒 癰腫疔瘡內外可 (자화지정한해독 옹종정창내외가)

大靑苦寒傷寒熱 黃汗黃疸時疫宜 (대청고한상한열 황한황달시역의)

板藍根寒淸熱毒 凉血利咽大頭瘟 (판람근한청열독 양혈리인대두온)

靑黛鹹寒平肝木 驚癎疳痢除熱毒 (청대함한평간목 경간감리제열독)

牛黃苦凉治驚癎 安魂定魄風痰刪 (우황고량치경간 안혼정백풍담산)

蚤休苦凉淸熱毒 癰疽蛇傷驚癎搐 (조휴고량청열독 옹저사상경간휵)

半邊蓮寒淸熱毒 利水消腫毒蛇傷 (반변연한청열독 이수소종독사상)

土茯苓平梅毒宜 旣能利濕可解毒 (토복령평매독의 기능리습가해독)

蕺菜辛凉肺癰宜 熏洗痔瘡消癰腫 (즙채신량폐옹의 훈세치창소옹종)

射干苦寒通經瘀 喉痺口臭癰毒除 (사간고한통경어 후비구취옹독제)

山豆根苦咽腫痛 敷蛇蟲傷可救急 (산두근고인종통 부사충상가구급)

馬勃辛平咽痛嗽 散熱淸金吐衄啞 (마발신평인통수 산열청금토뉵아)

馬齒酸寒熱毒痢 崩漏痔血及癰腫 (마치산한열독리 붕루치혈급옹종)

白頭翁寒散癥血 淸熱凉血熱毒痢 (백두옹한산징혈 청열량혈열독리)

秦皮苦寒治熱痢 淸熱燥濕兼明目 (진피고한치열리 청열조습겸명목)

鴉膽子苦痢殺蟲 瘧疾能止贅疣功 (아담자고이살충 학질능지췌우공)

敗醬微寒淸熱毒 行瘀排膿治腸癰 (패장미한청열독 행어배농치장옹)

白花蛇寒消炎毒 利尿活血癌腫瘤 (백화사한소염독 이뇨활혈암종류)

熊膽苦寒熱蒸疸 惡瘡蟲痔疳癎散 (웅담고한열증달 악창충치감간산)

白蘞苦凉癰疔聳 兒瘧驚癎女陰腫 (백렴고량옹정용 아학경간여음종)

漏蘆苦寒下乳汁 消腫排膿生肌肉 (누로고한하유즙 소종배농생기육)

慈菇辛寒疔腫疽 蛇虺癮疹瘡可除 (자고신한정종저 사훼은진창가제)

綠豆甘寒解百毒 並治煩渴諸熱屬 (녹두감한해백독 병치번갈제열속)

翻白草凉淸熱毒 凉血止血消腫可 (번백초량청열독 양혈지혈소종가)

萎陵苦寒凉血熱 清熱解毒止熱痢 (위릉고한량혈열 청열해독지열리)

野菊微寒入肝心 淸熱解毒皮膚癢 (야국미한입간심 청열해독피부양)

忍冬甘寒外感初 熱痢熱渴並癰疽 (인동감한외감초 열리열갈병옹저)

木鼈甘寒追瘡毒 乳癰腰疼消腫速 (목별감한추창독 유옹요동소종속)

蟾蜍辛凉殺疳癖 瘡毒可祛解瘟疫 (섬서신량살감벽 창독가거해온역)

老鸛草平祛風濕 通經活絡關節痛 (노관초평거풍습 통경활락관절통)

半枝蓮辛淸熱毒 利水消腫惡瘡癰 (반지련신청열독 이수소종오창옹)

虎耳苦辛淸熱毒 消腫止痛凉止血 (호이고신청열독 소종지통량지혈)

瓦松酸苦淸熱毒 利濕消腫凉止血 (와송산고청열독 이습소종량지혈)

麻油甘凉善解毒 能除百病無不足 (마유감량선해독 능제백병무부족)

羊乳甘辛消腫毒 排膿去痰兼催乳 (양유감신소종독 배농거담겸최유)

7. 清熱解暑藥 (청열해서약)

荷葉苦平除暑熱 止血散瘀止泄瀉 (하엽고평제서열 지혈산어지설사)

8. 清虛熱藥 (청허열약)

靑蒿氣寒童便膏 虛熱盜汗骨蒸勞 (청호기한동변고 허열도한골증로)

白薇大寒風與瘧 不省人事昏厥却 (백미대한풍여학 불성인사혼궐각)

地骨皮寒能解肌 蒸汗熱血强陰宜 (지골피한능해기 증한열혈강음의)

銀柴胡凉虛熱淸 又兼凉血治骨蒸 (은시호량허열청 우겸량혈치골증)

胡黃連苦勞骨蒸 盜汗虛驚兒疳痢 (호황련고노골증 도한허경아감리)

葎草甘苦退虛熱 利尿解毒截瘧宜 (율초감고퇴허열 이뇨해독절학의)

Ⅲ. 瀉下藥 (사하약)

9. 攻下藥 (공하약)

大黃苦寒破血瘀 快膈通腸積聚除 (대황고한파혈어 쾌격통장적취제)

芒硝苦寒除實熱 積聚燥痰及便窒 (망초고한제실열 적취조담급변질)

蘆薈苦寒殺蟲疳 癲癎驚搐俱可堪 (노회고한살충감 전간경휵구가감)

玄明粉寒化宿垢 化積消痰諸熱敺 (현명분한화숙구 화적소담제열구)

番瀉葉寒食積攻 腫脹皆逐便秘通 (번사엽한식적공 종창개축변비통)

10. 潤下藥 (윤하약)

火麻甘平溲可泄 下乳催生潤腸結 (화마감평수가설 하유최생윤장결)

郁李仁平能潤燥 破血消腫便可導 (욱리인평능윤조 파혈소종변가도)

11. 峻下逐水藥 (준하축수약)

甘遂苦寒破癥痰 面浮蠱脹利水堪 (감수고한파징담 면부고창리수감)

大戟苦寒最利便 水腫癥堅功瞑眩 (대극고한최이변 수종징견공명현)

芫花苦辛消脹蠱 瀉濕止咳痰可吐 (원화고신소창고 사습지해담가토)

牽牛苦寒利水腫 蠱脹痃癖散滯壅 (견우고한리수종 고창현벽산체옹)

商陸苦寒赤白異 赤者腫消白水利 (상륙고한적백이 적자종소백수리)

巴豆辛熱胃寒積 破癥消痰大通利 (파두신열위한적 파징소담대통리)

續隨子辛蠱毒瘡 通經消積莫過嘗 (속수자신고독창 통경소적막과상)

Ⅳ. 祛風濕藥(거풍습약)

12. 祛風濕止痺痛藥(거풍습지비통약)

獨活辛苦項難舒 兩足濕痺風可除 (독활신고항난서 양족습비풍가제)

威靈辛溫腰膝冷 消痰痃癖風濕並 (위령신온요슬냉 소담현벽풍습병)

防己氣寒癰腫滅 風濕脚痛膀胱熱 (방기기한옹종멸 풍습각통방광열)

秦艽微寒治濕功 下血骨蒸肢節風 (진구미한치습공 하혈골증지절풍)

海桐皮平腰脚痺 疳䘌疥癬亦牙疼 (해동피평요각비 감닉개선역아동)

草烏辛熱治腫毒 風寒濕痺皆可督 (초오신열치종독 풍한습비개가독)

蠶沙性溫痺癮疹 癱風腸鳴消渴可 (잠사성온비은진 탄풍장명소갈가)

菝葜甘酸祛風濕 解毒散腫風癬瘡 (발계감산거풍습 해독산종풍선창)

馬錢苦寒有大毒 通絡止痛消腫毒 (마전고한유대독 통락지통소종독)

13. 舒筋活絡藥(서근활락약)

木瓜酸溫脚腫濕 霍亂轉筋膝拘急 (목과산온각종습 곽란전근슬구급)

絡石苦凉通經絡 祛風止痛凉血癰 (낙석고량통경락 거풍지통량혈옹)

桑枝苦平祛風濕 痺痛拘攣脚氣功 (상지고평거풍습 비통구련각기공)

花蛇溫毒治大風 癱瘓喎斜疥癬通 (화사온독치대풍 탄탄괘사개선통)

豨薟苦寒除風濕 淸熱解毒降壓良 (희렴고한제풍습 청열해독강압량)

徐長辛溫風濕痺 腰痛跌打去風痒 (서장신온풍습비 요통질타거풍양)

絲瓜絡平通行經 解毒凉血瘡腫平 (사과락평통행경 해독량혈창종평)

烏梢蛇平性無毒 攻同白花作用緩 (오초사평성무독 공동백화작용완)

臭梧桐凉降壓功 祛除風濕截瘧可 (취오동량강압공 거제풍습절학가)

風藤辛苦祛風濕 通絡止痛痺症宜 (풍등신고거풍습 통락지통비증의)

伸筋草溫祛風濕 舒筋活絡止痛效 (신근초온거풍습 서근활락지통효)

松節苦溫祛風濕 活絡止痛痺症好 (송절고온거풍습 활락지통비증호)

14. 祛風濕强筋骨藥 (거풍습강근골약)

五加皮溫祛風痺 健步益精瀝餘備 (오가피온거풍비 건보익정력여비)

虎骨辛溫治脚膝 壯筋定痛追風疾 (호골신온치각슬 장근정통추풍질)

斛寄苦平祛風濕 强壯筋骨兼安胎 (곡기고평거풍습 강장근골겸안태)

寄生苦甘腰痛痲 續筋壯骨風濕佳 (기생고감요통마 속근장골풍습가)

V. 芳香化濕藥 (방향화습약)

15. 芳香化濕藥 (방향화습약)

蒼朮苦溫能發汗 除濕寬中瘴可捍 (창출고온능발한 제습관중장가한)

厚朴苦溫消脹滿 痰氣瀉痢功不緩 (후박고온소창만 담기사리공불완)

藿香辛溫止嘔吐 發散風寒霍亂主 (곽향신온지구토 발산풍한곽란주)

砂仁辛溫開胃食 止痛安胎行氣滯 (사인신온개위식 지통안태행기체)

白蔻辛溫去瘴翳 溫中行氣化胃嘔 (백구신온거장예 온중행기화위구)

草蔻辛溫食無味 嘔吐作痛寒犯胃 (초구신온식무미 구토작통한범위)

草果辛溫消食脹 截瘧逐痰辟瘟瘴 (초과신온소식창 절학축담벽온장)

佩蘭辛平香辟穢 祛暑化濕和開胃 (패란신평향벽예 거서화습화개위)

Ⅵ. 利水滲濕藥 (이수삼습약)

16. 利水退腫藥 (이수퇴종약)

茯苓甘淡利竅美 白化痰涎赤通水 (복령감담이규미 백화담연적통수)

猪苓甘淡水濕緊 消腫通淋多損腎 (저령감담수습긴 소종통림다손신)

澤瀉甘寒治腫渴 除濕通淋陰汗遏 (택사감한치종갈 제습통림음한알)

薏苡甘淡除濕痺 治肺癰痿拘攣類 (의이감담제습비 치폐옹위구련류)

冬瓜皮甘淡微寒 利尿消腫但力薄 (동과피감담미한 이뇨소종단력박)

赤小豆平能利水 解毒排膿並退黃 (적소두평능리수 해독배농병퇴황)

螻蛄鹹寒治水腫 通便石淋癰腫瘡 (누고함한치수종 통편석림옹종창)

玉米鬚甘利尿良 腎炎水腫肝炎疸 (옥미수감리뇨량 신염수종간염달)

澤漆微寒逐水捷 退腫祛痰消瘰癧 (택칠미한축수첩 퇴종거담소라력)

鯉魚甘平消水腫 下氣安胎功最重 (이어감평소수종 하기안태공최중)

17. 利尿通淋藥 (이뇨통림약)

車前子寒眼赤疾 小便通利大便實 (차전자한안적질 소변통리대변실)

木通苦寒滯可寧 小腸熱閉及通經 (목통고한체가녕 소장열폐급통경)

滑石沈寒滑利竅 解渴除煩濕熱療 (활석침한활리규 해갈제번습열료)

通草甘淡治膀胱 消癰散腫通乳房 (통초감담치방광 소옹산종통유방)

海金砂寒通小腸 濕熱腫滿淋亦當 (해금사한통소장 습열종만임역당)

石葦苦甘利膀胱 遺尿或淋發背瘡 (석위고감이방광 유뇨혹림발배창)

萆薢苦平三氣痺 腰背冷通利濕濁 (비해고평삼기비 요배냉통리습탁)

地膚子寒除瘙痒 去膀胱熱功最廣 (지부자한제소양 거방광열공최광)

萹蓄苦凉瘙疥息 疽痔兒蛔女陰蝕 (편축고량소개식 저치아회여음식)

瞿麥苦寒除淋病 且能墮胎及通經 (구맥고한제림병 차능타태급통경)

冬葵子寒治癃方 滑胎易産通乳房 (동규자한치륭방 활태이산통유방)

燈草甘淡利小水 癃閉成淋濕腫止 (등초감담이소수 융폐성림습종지)

三白草寒淸熱毒 利水消腫祛痰宜 (삼백초한청열독 이수소종거담의)

楡皮甘平利關節 通水除淋敷腫痛 (유피감평리관절 통수제림부종통)

18. 利濕退黃藥 (이습퇴황약)

茵蔯苦凉退疸黃 瀉濕利水淸熱良 (인진고량퇴달황 사습리수청열량)

金錢草凉淸濕熱 通淋消腫結石痊 (금전초량청습열 통림소종결석전)

Ⅶ. 溫 裏 藥 (온 리 약)

19. 溫 裏 藥 (溫 裏 藥)

附子辛熱走不守 厥冷回陽宜急投 (부자신열주불수 궐냉회양의급투)

川烏辛熱搜骨風 濕痺寒疼破積功 (천오신열수골풍 습비한동파적공)

乾薑辛熱解風寒 炮苦逐冷虛寒堪 (건강신열해풍한 포고축랭허한감)

肉桂辛熱通血脈 溫補虛寒腹痛劇 (육계신열통혈맥 온보허한복통극)

吳茱辛熱疝可安 通治酸水臍腹寒 (오수신열산가안 통치산수제복한)

川椒辛熱逐寒濕 溫腎暖脾兼殺蟲 (천초신열축한습 온신난비겸살충)

蓽撥辛熱下氣易 痃癖陰疝霍瀉痢 (필발신열하기이 현벽음산곽사리)

蓽澄茄辛消痰食 逐鬼除脹噦可息 (필징가신소담식 축귀제창홰가식)

丁香辛溫溫胃腎 心腹疼痛寒嘔除 (정향신온온위신 심복동통한구제)

良薑辛熱下氣良 轉筋霍亂酒食傷 (양강신열하기량 전근곽란주식상)

小茴辛溫除疝氣 治腰腹疼兼煖胃 (소회신온제산기 치요복동겸난위)

胡椒辛熱下氣滯 心腹冷痛跌撲劑 (호초신열하기체 심복냉통질박제)

大茴辛熱疝脚氣 止膀胱痛嘔翻胃 (대회신열산각기 지방광통구번위)

Ⅷ. 理氣藥 (이기약)

20. 理氣藥 (이기약)

陳皮辛溫順氣功 和脾留白痰取紅 (진피신온순기공 화비류백담취홍)

青皮苦溫攻氣滯 削堅疏肝安胃食 (청피고온공기체 삭견소간안위식)

枳實微寒消食痞 破積化痰是長技 (지실미한소식비 파적화담시장기)

枳殼微寒解氣結 寬腸消脹不可缺 (지각미한해기결 관장소창불가결)

木香辛溫能和胃 行肝瀉肺散滯氣 (목향신온능화위 행간사폐산체기)

香附性平消宿食 開鬱調經痛可息 (향부성평소숙식 개울조경통가식)

烏藥辛溫心腹脹 小便滑數順氣暢 (오약신온심복창 소변활삭순기창)

沈香暖胃兼逐邪 通天徹地降氣佳 (침향난위겸축사 통천철지강기가)

楝子苦寒治疝氣 淸肝解鬱兼驅蟲 (연자고한치산기 청간해울겸구충)

荔枝核溫行氣結 去寒止痛治疝氣 (여지핵온행기결 거한지통치산기)

青木香寒淸濕熱 平肝止痛蛇蟲傷 (청목향한청습열 평간지통사충상)

薤白辛苦滑通陽 下氣散結胸痺宜 (해백신고활통양 하기산결흉비의)

檀香辛溫善治霍 升胃進食鬼氣卻 (단향신온선치곽 승위진식귀기각)

柿蒂固澁呃逆宜 柿霜甘凉燥咳可 (시체고삽애역의 시상감량조해가)

玫瑰花溫疏肝鬱 理氣調中行瘀血 (매괴화온소간울 이기조중행어혈)

腹皮微溫下膈氣 健脾安胃兼消腫 (복피미온하격기 건비안위겸소종)

土木香溫健脾胃 行氣止痛痢疾可 (토목향온건비위 행기지통리질가)

甘松甘香浴肌香 除心腹痛惡氣良 (감송감향욕기향 제심복통악기량)

Ⅸ. 消 食 藥 (소 식 약)

21. 消食藥(소 식 약)

山楂酸甘磨肉食 療疝健胃膨脹息 (산사산감마육식 요산건위팽창식)

神麯甘辛善開胃 消食破結下痰氣 (신국감신선개위 소식파결하담기)

麥芽甘平消宿食 行血散滯腹脹息 (맥아감평소숙식 행혈산체복창식)

穀芽甘平健脾胃 飮食停滯治不飢 (곡아감평건비위 음식정체치불기)

萊菔子平治喘咳 下氣消脹功難對 (내복자평치천해 하기소창공난대)

鷄內金凉溺精洩 禁痢崩漏更除熱 (계내금량닉정설 금리붕루갱제열)

大蒜辛溫消肉穀 解毒散癰多傷目 (대산신온소육곡 해독산옹다상목)

白屈菜溫消食滯 消腫鎭痛止咳嗽 (백굴채온소식체 소종진통지해수)

X. 驅 蟲 藥 (구 충 약)

22. 驅 蟲 藥 (구 충 약)

使君甘溫治諸蟲 消疳清濁瀉痢功 (사군감온치제충 소감청탁사리공)

楝皮苦寒追諸蟲 疼痛立止積聚通 (연피고한추제충 동통입지적취통)

檳榔辛溫痰水壅 破氣殺蟲除後重 (빈랑신온담수옹 파기살충제후중)

雷丸苦寒善殺蟲 癲癇蠱毒治兒功 (뇌환고한선살충 전간고독치아공)

鶴虱苦辛殺蟲毒 心腹卒痛蛔堪逐 (학슬고신살충독 심복졸통회감축)

榧子甘平療五痔 蠱毒三蟲差卽止 (비자감평료오치 고독삼충차즉지)

蕪荑苦辛驅邪蟲 疥癬痔瘻滯及風 (무이고신구사충 개선치루체급풍)

貫衆苦凉清熱毒 殺蟲止血防瘟疫 (관중고량청열독 살충지혈방온역)

南瓜甘平殺蟲好 療條蟲及血吸蟲 (남과감평살충호 요조충급혈흡충)

XI. 止血藥 (지혈약)

23. 收斂止血藥 (수렴지혈약)

仙鶴草澁出血止 收斂補虛勞傷愈 (선학초삽출혈지 수렴보허로상유)

白芨苦甘收斂多 腫毒瘡瘍主外科 (백급고감수렴다 종독창양주외과)

棕櫚皮澀專主血 吐衄崩帶血淋絶 (종려피삽전주혈 토뉵붕대혈림절)

藕節甘平收澁血 化瘀止血凉血熱 (우절감평수삽혈 화어지혈량혈열)

血餘苦溫利小便 吐衄血暈風熱癎 (혈여고온리소변 토뉵혈훈풍열간)

紫珠澀凉止血好 淸熱解毒血尿良 (자주삽량지혈호 청열해독혈뇨량)

藕甘微寒能淸熱 解酒除煩治諸血 (우감미한능청열 해주제번치제혈)

24. 凉血止血藥(양혈지혈약)

大薊苦凉消腫血 吐衄唾咯崩漏絶 (대계고량소종혈 토뉵타각붕루절)

小薊甘凉消腫血 吐衄唾咯崩漏絶 (소계감량소종혈 토뉵타각붕루절)

地楡沈寒血熱用 痢崩金瘡並止痛 (지유침한혈열용 이붕금창병지통)

槐花苦凉殺蛔蟲 熱痢痔漏及腸風 (괴화고량살회충 열리치루급장풍)

側柏苦寒生鬚眉 吐衄崩痢濕並治 (측백고한생수미 토뉵붕리습병치)

苧根甘寒安胎動 凉血解毒兼利尿 (저근감한안태동 양혈해독겸리뇨)

茅根甘寒利小便 吐衄客熱瘀並刪 (모근감한리소변 토뉵객열어병산)

羊蹄苦寒凉止血 淸熱通便治瘡癬 (양제고한량지혈 청열통편치창선)

鷄冠花凉收斂强 血痢崩漏帶下良 (계관화량수렴강 혈리붕루대하량)

25. 化 瘀 止 血 藥 (화 어 지 혈 약)

三七性溫專主血 外摻內服痛自掇 (삼칠성온전주혈 외섬내복통자철)

蒲黃甘平崩疼主 生則破血炒止血 (포황감평붕동주 생칙파혈초지혈)

茜草苦寒主諸血 損傷蠱毒及痺痛 (천초고한주제혈 손상고독급비통)

花蕊石平止諸血 治金瘡出產後洩 (화예석평지제혈 치금창출산후설)

26. 溫 經 止 血 藥 (온 경 지 혈 약)

艾葉性溫溫經脈 漏血安胎心痛安 (애엽성온온경맥 누혈안태심통안)

伏龍肝溫止出血 溫中止嘔兼安胎 (복룡간온지출혈 온중지구겸안태)

XII. 活血祛瘀藥 (활혈거어약)

27. 活血祛瘀藥 (활혈거어약)

川芎辛溫止頭疼 活血行氣祛風痛 (천궁신온지두동 활혈행기거풍통)

乳香辛苦止痛奇 心腹卽安瘡生肌 (유향신고지통기 심복즉안창생기)

沒藥苦平能破血 撲損治瘡痛可絶 (몰약고평능파혈 박손치창통가절)

延胡氣溫治撲跌 心腹卒痛並諸血 (연호기온치박질 심복졸통병제혈)

鬱金辛苦破諸血 血淋尿血及鬱結 (울금신고파제혈 혈림뇨혈급울결)

薑黃辛苦能破血 消癰下氣心腹結 (강황신고능파혈 소옹하기심복결)

莪朮辛溫破痃癖 消瘀通經止痛劇 (아출신온파현벽 소어통경지통극)

三稜苦平利血癖 氣滯作痛虛者忌 (삼릉고평이혈벽 기체작통허자기)

丹參苦凉生新能 破積調經除帶崩 (단삼고량생신능 파적조경제대붕)

虎杖苦凉祛瘀血 淸熱利濕通便秘 (호장고량거어혈 청열리습통변비)

益母草凉最宜婦 去瘀生新産前後 (익모초량최의부 거어생신산전후)

桃仁甘平潤大腸 通經破瘀血癥良 (도인감평윤대장 통경파어혈징량)

紅花辛溫消瘀熱 多則通經少養血 (홍화신온소어열 다칙통경소양혈)

紅花子溫行血瘀 消腫散結解痘毒 (홍화자온행혈어 소종산결해두독)

五靈苦甘血滯痛 炒則止血生行血 (오령고감혈체통 초칙지혈생행혈)

牛膝苦平濕痺除 補精强足下胎瘀 (우슬고평습비제 보정강족하태어)

山甲鹹凉痔癬瘡 通絡散風吹奶腫痛 (산갑함량치선창 통락산풍취내종통)

蟅蟲鹹寒破癥瘕 行瘀通經接骨筋 (자충함한파징하 행어통경접골근)

水蛭鹹平破積瘀 通經墮産折傷除 (수질함평파적어 통경타산절상제)

虻蟲苦凉逐瘀結 癥瘕蓄血性猛烈 (맹충고량축어결 미하축혈성맹렬)

澤蘭苦辛消癰腫 打撲損傷虛浮腫 (택란고신소옹종 타박손상허부종)

凌霄酸寒調經痛 崩中帶下癥瘕痛 (능소산한조경통 붕중대하미하통)

自然銅平續筋骨 積瘀折傷痛不發 (자연동평속근골 적어절상통불발)

王不留行除風痺 調經催産乳癰類 (왕불류행제풍비 조경최산유옹류)

劉寄奴溫通行瘀 消脹定痛止血敷 (유기노온통행어 소창정통지혈부)

蘇木甘鹹行積血 産後月經兼撲跌 (소목감함행적혈 산후월경겸박질)

乾漆辛溫主殺蟲 通經破瘕追積聚 (건칠신온주살충 통경파하추적취)

皂角刺溫下胞蟲 妬乳癰瘡及大風 (조각자온하포충 투유옹창급대풍)

血竭甘鹹跌撲傷 破血功及惡毒瘡 (혈갈감함질박상 파혈공급악독창)

馬鞭草凉破血瘀 通經癥瘕服最靈 (마편초량파혈어 통경미하복최령)

茺蔚子凉目可明 活血調經血虛禁 (충울자량목가명 활혈조경혈허금)

卷柏辛平癥瘕血 風眩痿躄鬼疰截 (권백신평징하혈 풍현위벽귀주절)

鷄血藤溫血虛宜 月經不調麻木痛 (계혈등온혈허의 월경불조마목통)

鬼箭苦寒通月經 殺蟲去結風濕痛 (귀전고한통월경 살충거결풍습통)

阿魏辛溫除癥結 去鬼殺蟲傳尸滅 (아위신온제징결 거귀살충전시멸)

兒茶苦凉淸濕熱 生肌斂瘡止痛血 (아차고량청습열 생기렴창지통혈)

酒通血脈上行性 少飮壯神過損命 (주통혈맥상행성 소음장신과손명)

醋消腫毒積瘕良 産後血暈幷金瘡 (초소종독적하량 산후혈훈병금창)

降香辛溫除脹痛 止血行瘀辟惡氣 (강향신온제창통 지혈행어벽오기)

XIII. 化痰止咳平喘藥 (화담지해평천약)

28. 溫化寒痰藥 (온화한담약)

半夏辛溫咳嘔繩 健脾燥濕痰頭疼 (반하신온해구승 건비조습담두동)

南星性溫治風痰 破傷身强風搐發 (남성성온치풍담 파상신강풍휵발)

白附辛溫治面病 血痺風瘡中風症 (백부신온치면병 혈비풍창중풍증)

白芥辛溫化脇痰 瘧蒸痞塊皆可戡 (백개신온화협담 학증비괴개가감)

皀莢辛溫通關竅 敷腫消痛吐風痰 (급협신온통관규 부종소통토풍담)

旋覆微溫消痰嗽 降氣止嘔通經絡 (선복미온소담수 강기지구통경락)

白前微溫降氣痰 咳嗽喘滿服皆安 (백전미온강기담 해수천만복개안)

29. 清化熱痰藥 (청화열담약)

前胡微寒寧嗽痰 寒熱頭痛痞可堪 (전호미한영수담 한열두통비가감)

桔梗苦辛療咽腫 載藥上升開胸壅 (길경고신요인종 재약상승개흉옹)

瓜蔞仁寒嗽痰剟 傷寒結胸解煩渴 (과루인한수담철 상한결흉해번갈)

川貝微寒燥熱痰 潤肺止咳虛證多 (천패미한조열담 윤폐지해허증다)

浙貝苦寒清熱痰 開鬱散結兼制酸 (절패고한청열담 개울산결겸제산)

竺黃甘寒急慢風 鎭心解熱化痰功 (축황감한급만풍 진심해열화담공)

竹茹止嘔除熱痰 胃熱咳噦不寐堪 (죽여지구제열담 위열해홰불매감)

竹瀝甘寒除痰火 虛熱渴煩汗亦妥 (죽력감한제담화 허열갈번한역타)

海浮石鹹清肺痰 軟堅喘咳瘰癧痊 (해부석함청폐담 연견천해라력전)

文蛤苦鹹清肺痰 利尿制酸軟堅結 (문합고함청폐담 이뇨제산연견결)

青礞石平煆金色 墮痰却又消宿食 (청몽석평하금색 타담각우소숙식)

海藻鹹寒消癭癧 利水通閉癥脹績 (해조함한소영력 이수통폐징창적)

昆布鹹寒清熱痰 軟堅散結又利水 (곤포함한청열담 연견산결우리수)

胖大海凉清宣肺 咳嗽咽疼啞便秘 (반대해량청선폐 해수인동아변비)

瓦楞鹹平散血塊 痰癖癥瘕制酸痛 (와릉함평산혈괴 담벽징하제산통)

枇杷葉苦化痰咳 解酒清上兼吐噦 (비파엽고화담해 해주청상겸토홰)

冬瓜子凉清濕熱 排膿消腫亦化痰 (동과자량청습열 배농소종역화담)

30. 止咳平喘藥 (지해평천약)

杏仁苦溫風痰喘 大腸氣閉便可軟 (행인고온풍담천 대장기폐변가연)

百部甘苦骨蒸瘵 殺疳蛔蟲久嗽解 (백부감고골증채 살감회충구수해)

紫菀苦辛痰喘咳 肺癰肺痿寒熱濟 (자울고신담천해 폐옹폐위한열제)

款花辛溫理肺痰 肺癰喘咳除煩咳 (관화신온리폐담 폐옹천해제번해)

蘇子辛溫開痰氣 止咳定喘潤大腸 (소자신온개담기 지해정천윤대장)

桑皮甘寒定嗽喘 瀉肺火邪功不淺 (상피감한정수천 사폐화사공불천)

葶藶苦辛利水腫 痰喘肺癰癥瘕重 (정력고신리수종 담천폐옹징하중)

兜鈴苦寒熏痔漏 定喘消痰肺熱嗽 (두령고한훈치루 정천소담폐열수)

白果甘苦喘嗽驅 能治白濁且壓酒 (백과감고천수구 능치백탁차압주)

洋金花溫平喘咳 蟲蛇咬傷治風濕 (양금화온평천해 충사교상치풍습)

XIV. 安神藥 (안신약)

31. 安神藥 (안신약)

朱砂甘凉定魂魄 鎭心安神鬼邪辟 (주사감량정혼백 진심안신귀사벽)

磁石鹹寒鎭肝陽 鎭驚安神納氣喘 (자석함한진간양 진경안신납기천)

龍骨甘凉精可慳 崩帶潰瘍風熱癎 (용골감량정가간 붕대궤양풍열간)

琥珀甘平定魂魄 利水破瘀消癥積 (호박감평정혼백 이수파어소징적)

酸棗甘酸汗煩蠲 生能少睡炒多眠 (산조감산한번견 생능소수초다면)

柏子甘平汗可閉 潤腸定悸補心劑 (백자감평한가폐 윤장정계보심제)

遠志微溫驅悸驚 安神鎭心益聰明 (원지미온구계경 안신진심익총명)

合歡皮甘安心志 活血消腫解鬱良 (합환피감안심지 활혈소종해울량)

靈芝滋補治虛癆 安心祛痰成人病 (영지자보치허로 안심거담성인병)

夜交藤平失眠宜 皮膚痒瘡肢體痛 (야교등평실면의 피부양창지체통)

茯神補心善鎭驚 恍惚健忘怒恚情 (복신보심선진경 황홀건망노에정)

XV. 平 肝 藥 (평 간 약)

32. 平肝息風藥 (평간식풍약)

羚羊角寒明目睛 淸肝解毒且却驚 (영양각한명목정 청간해독차각경)

鉤藤甘凉兒驚癎 手足口眼瘈瘲刪 (구등감량아경간 수족구안계종산)

天麻甘平驅頭眩 小兒癎攣及癱瘓 (천마감평구두현 소아간련급탄탄)

殭蠶鹹辛治風癎 濕痰喉痺瘡毒瘢 (강잠함신치풍간 습담후비창독반)

全蝎鹹辛却風痰 口眼喎斜癎搐戡 (전갈함신각풍담 구안괘사간휵감)

蜈蚣辛溫蛇虺毒 墮胎逐瘀鬼邪觸 (오공신온사훼독 타태축어귀사촉)

蚯蚓鹹寒治大熱 傷寒瘟疫狂譫絶 (구인함한치대열 상한온역광섬절)

決明子凉除肝熱 目痛收淚止鼻血 (결명자량제간열 목통수루지비혈)

33. 平肝潛陽藥 (평간잠양약)

石決明鹹平肝陽 淸肝明目骨蒸熱 (석결명함평간양 청간명목골증열)

牡蠣鹹凉主澁精 痰汗崩帶脅痛平 (모려함량주삽정 담한붕대협통평)

珍珠氣寒鎭驚癎 開聾磨翳渴痰刪 (진주기한진경간 개롱마예갈담산)

珍珠母寒平肝陽 安神鎭痙淸肝熱 (진주모한평간양 안신진경청간열)

玳瑁甘寒平肝心 神昏痙厥熱毒淸 (대모감한평간심 신혼경궐열독청)

代赭石寒下胎崩 疳痢驚癎殺鬼能 (대자석한하태붕 감리경간살귀능)

蒺藜辛苦瘡瘙痒 白癜頭瘡翳目朗 (질려신고창소양 백전두창예목랑)

XVI. 開 竅 藥 (개 규 약)

34. 開竅藥 (개규약)

麝香辛溫善通關 辟穢安驚毒可刪 (사향신온선통관 벽예안경독가산)

冰片辛苦開竅良 喉痺目痛治狂躁 (빙편신고개규량 후비목통치광조)

菖蒲性溫開心竅 去痺除風出聲妙 (창포성온개심규 거비제풍출성묘)

蘇合辛溫殺鬼惡 蠱毒癎痓夢魘藥 (소합신온살귀악 고독간치몽염약)

安息香平辟穢惡 開竅行氣死胎落 (안식향평벽예악 개규행기사태락)

蟾酥辛溫解腫毒 開竅强心兼止痛 (섬소신온해종독 개규강심겸지통)

樟腦辛熱蟲開竅 理氣辟濁止疼痒 (장뇌신열충개규 이기벽탁지동양)

XVII. 補益藥 (보익약)

35. 補氣藥 (보기약)

人蔘味甘補元氣 止渴生津調榮衛 (인삼미감보원기 지갈생진조영위)

太子参凉補能淸 益氣養胃可生津 (태자삼량보능청 익기양위가생진)

西洋蔘寒補氣陰 淸火生津止渴良 (서양삼한보기음 청화생진지갈량)

黨参甘平補脾肺 止渴生津邪實忌 (당삼감평보비폐 지갈생진사실기)

黃芪甘溫收汗表 托瘡生肌虛莫少 (황기감온수한표 탁창생기허막소)

白朮甘溫健脾胃 止瀉除濕兼痰痞 (백출감온건비위 지사제습겸담비)

山藥甘溫善補中 理脾止瀉益腎功 (산약감온선보중 이비지사익신공)

扁豆微溫酒毒却 下氣和中轉筋霍 (편두미온주독각 하기화중전근곽)

甘草甘平和諸藥 生能瀉火炙溫中 (감초감평화제약 생능사화자온중)

大棗甘溫和百藥 益氣養脾滿休嚼 (대조감온화백약 익기양비만휴작)

蜂蜜甘平須煉熟 潤燥解毒補中速 (봉밀감평수련숙 윤조해독보중속)

膠飴甘溫補脾胃 緩急止痛兼潤肺 (교이감온보비위 완급지통겸윤폐)

陳倉米平調脾胃 渴煩瀉痢皆可醫 (진창미평조비위 갈번사리개가의)

36. 補陽藥 (보양약)

鹿茸甘溫壯元陽 泄精溺血崩帶愈 (녹용감온장원양 설정익혈붕대유)

鹿角鹹溫活血腫 熟補腎陽强筋骨 (녹각함온활혈종 숙보신양강근골)

鹿角膠溫吐衄血 安胎崩帶虛羸跌 (녹각교온토뉵혈 안태붕대허리질)

鹿角霜溫補諸虛 安胎腰痛崩漏除 (녹각상온보제허 안태요통붕루제)

巴戟辛甘補虛損 精滑夢遺壯筋本 (파극신감보허손 정활몽유장근본)

蓯蓉甘溫補精血 若驟用之反便滑 (총용감온보정혈 약취용지반변활)

仙茅辛溫腰足痺 虛損勞傷陽道起 (선모신온요족비 허손노상양도기)

淫羊藿溫陰陽興 堅筋益骨志力增 (음양곽온음양흥 견근익골지력증)

胡巴苦溫補腎陽 寒疝腹痛去寒濕 (호파고온보신양 한산복통거한습)

杜仲甘溫固精能 小便淋瀝腰膝疼 (두중감온고정능 소변임력요슬동)

續斷苦辛接骨筋 跌撲折傷固精勳 (속단고신접골근 질박절상고정훈)

破古紙溫鹽酒炒 腰膝痛及固精巧 (파고지온염주초 요슬통급고정교)

狗脊苦甘治諸痺 腰背膝疼酒蒸試 (구척고감치제비 요배슬동주증시)

益智辛溫治嘔要 安神益氣遺精溺 (익지신온치구요 안신익기유정익)

骨碎補溫骨節風 折傷血積破血功 (골쇄보온골절풍 절상혈적파혈공)

冬蟲夏草補肺腎 虛勞咳血遺精痿 (동충하초보폐신 허로해혈유정위)

蛤蚧鹹平嗽肺痿 傳尸癆疰助陽奇 (합개함평수폐위 전시로주조양기)

胡桃甘溫能補腎 黑髮咳喘多生痰 (호도감온능보신 흑발해천다생담)

紫何車溫療虛損 勞瘵骨蒸培根本 (자하거온요허손 노채골증배근본)

兎絲甘溫治夢遺 添精强筋腰膝痿 (토사감온치몽유 첨정강근요슬위)

沙苑子溫補腎精 養肝明目治尿頻 (사원자온보신정 양간명목치뇨빈)

鎖陽甘溫壯陽精 潤燥通便强骨筋 (쇄양감온장양정 윤조통편강골근)

韭子甘溫尿不禁 腰膝夢遺女白淫 (구자감온요불금 요슬몽유여백음)

陽起石鹹腎氣乏 陰痿不起效甚捷 (양기석함신기핍 음위불기효심첩)

海狗腎熱補元陽 固精起痿痃癖勞 (해구신열보원양 고정기위현벽로)

海馬甘溫催産奇 調氣散血補腎陽 (해마감온최산기 조기산혈보신양)

蛇床辛苦下氣快 溫腎祛風濕瘡疥 (사상신고하기쾌 온신거풍습창개)

37. 補血藥 (보혈약)

當歸甘溫主生血 補心扶虛逐瘀結 (당귀감온주생혈 보심부허축어결)

熟地微溫滋腎水 補血烏髭益精髓 (숙지미온자신수 보혈오자익정수)

生乾地凉補陰血 炒則止血兼凉血 (생건지량보음혈 초칙지혈겸량혈)

白芍酸凉腹痛痢 能收能補虛寒忌 (백작산량복통리 능수능보허한기)

首烏苦甘宜種子 添精黑髮顔光美 (수오고감의종자 첨정흑발안광미)

阿膠甘平止咳血 吐衄胎崩並虛羸 (아교감평지해혈 토뉵태붕병허리)

龍眼甘溫主歸脾 健忘怔忡益智宜 (용안감온주귀비 건망정충익지의)

38. 補陰藥 (보음약)

沙蔘甘凉養肺胃 養陰淸肺去痰咳 (사삼감량양폐위 양음청폐거담해)

麥門甘凉除虛熱 淸肺補心煩渴撤 (맥문감량제허열 청폐보심번갈철)

天門甘寒肺癰痿 喘嗽熱痰皆可宜 (천문감한폐옹위 천수열담개가의)

石斛甘凉養胃陰 滋陰淸熱兼肺腎 (석곡감량양위음 자음청열겸폐신)

玉竹甘凉養陰津 燥熱咳嗽治煩渴 (옥죽감량양음진 조열해수치번갈)

黃精甘平安臟腑 五勞七傷皆可補 (황정감평안장부 오로칠상개가보)

百合甘凉安心膽 咳浮癰疽皆可啖 (백합감량안심담 해부옹저개가담)

枸杞甘平添精髓 明目祛風陽事起 (구기감평첨정수 명목거풍양사기)

桑椹甘寒熱渴歇 解金石毒染鬢髮 (상심감한열갈헐 해금석독염빈발)

旱蓮草寒能止血 生鬚黑髮赤痢泄 (한련초한능지혈 생수흑발적리설)

女貞甘苦烏髭髮 去風補虛壯筋骨 (여정감고오자발 거풍보허장근골)

龜甲鹹甘滋陰迅 止血續筋醫顱囟 (귀갑함감자음신 지혈속근의로신)

鱉甲鹹凉嗽骨蒸 散瘀消腫除痞癥 (별갑함량수골증 산어소종제비징)

胡麻甘平疔腫瘡 熟補虛損筋力强 (호마감평정종창 숙보허손근력강)

楮實甘寒治陰痿 壯筋明目補虛奇 (저실감한치음위 장근명목보허기)

XVIII. 收澁藥 (수삽약)

39. 止汗藥 (지한약)

浮小麥凉甘鹹味 收斂止汗除蒸熱 (부소맥량감함미 수렴지한제증열)

麻黃根平入心肺 固表止汗自盜汗 (마황근평입심폐 고표지한자도한)

糯稻根甘自盜汗 益胃生津退虛熱 (나도근감자도한 익위생진퇴허열)

40. 止瀉藥 (지사약)

訶子酸苦澁腸可 痢嗽痰喘降肺火 (가자산고삽장가 이수담천강폐화)

肉蔻辛溫胃虛冷 瀉痢不止功可等 (육구신온위허랭 사리부지공가등)

赤石脂溫固腸胃 潰瘍生肌止瀉利 (적석지온고장위 궤양생기지사리)

烏梅酸溫斂肺氣 止渴生津瀉痢退 (오매산온렴폐기 지갈생진사리퇴)

粟殼酸澁痢嗽神 最能劫病亦殺人 (속각산삽리수신 최능겁병역살인)

禹餘糧平止瀉血 固澀下焦最瀉痢 (우여량평지사혈 고삽하초최사리)

石榴皮酸禁精漏 止痢澀腸染鬚妙 (석류피산금정루 지리삽장염수묘)

樗根苦澀腸風痔 瀉痢崩濕澁精髓 (저근고삽장풍치 사리붕습삽정수)

五倍酸澀齒疳䘌 痔癬瘡膿風熱覃 (오배산삽치감닉 치선창농풍열담)

41. 澁精縮尿止帶藥 (삽정축뇨지대약)

五味酸溫能止渴 久嗽虛勞金水竭 (오미산온능지갈 구수허로금수갈)

蓮肉甘平健脾胃 止瀉澁精養心氣 (연육감평건비위 지사삽정양심기)

芡實甘澀能益精 腰膝酸疼主濕痺 (검실감삽능익정 요슬산동주습비)

山茱酸溫治腎虛 精髓腰膝耳鳴如 (산수산온치신허 정수요슬이명여)

金櫻子澀禁滑通 夢遺遺尿久瀉痢 (금앵자삽금활통 몽유유뇨구사리)

桑螵蛸平腰痛疝 淋濁精泄虛損患 (상표소평요통산 임탁정설허손환)

覆盆子溫益腎精 續嗣烏鬚目可明 (복분자온익신정 속사오수목가명)

海螵蛸鹹癥疝氣 漏下赤白潰瘍病 (해표소함징산기 누하적백궤양병)

白礬酸寒解諸毒 治證難以盡記錄 (백반산한해제독 치증난이진기록)

XIX. 涌 吐 藥 (용 토 약)

42. 涌吐藥 (용토약)

瓜蔕苦寒善吐痰 浮腫黃疸幷可堪 (과체고한선토담 부종황달병가감)

常山苦寒截痰瘧 傷寒熱及水脹藥 (상산고한절담학 상한열급수창약)

膽礬酸寒吐風痰 癲癎喉痺爛眼疳 (담반산한토풍담 전간후비란안감)

藜蘆苦辛能發吐 腸澼瀉痢殺蟲蠱 (여로고신능발토 장벽사리살충고)

蔘蘆甘苦吐痰飮 胸中痰飮體虛用 (삼로감고토담음 흉중담음체허용)

食鹽鹹寒吐痰頑 心腹卒痛過損顔 (식염함한토담완 심복졸통과손안)

XX. 外用藥 (외용약)

43. 外用藥 (외용약)

硫黃酸熱除疥瘡 逐冷寒邪及壯陽 (유황산열제개창 축랭한사급장양)

砒霜大毒風痰吐 截瘧除哮消沈痼 (비상대독풍담토 절학제효소침고)

雄黃苦辛邪毒息 更治蛇虺喉風瘜 (웅황고신사독식 갱치사훼후풍식)

輕粉性燥外科藥 楊梅諸瘡殺蟲托 (경분성조외과약 양매제창살충탁)

鉛丹微寒斂生肌 拔毒墮痰治瘧蟲 (연단미한렴생기 발독타담치학충)

爐甘甘溫明目翳 生肌斂瘡燥濕痒 (노감감온명목예 생기렴창조습양)

硼砂甘鹹喉腫解 膈上熱痰噙卽瘥 (붕사감함후종해 격상열담금즉채)

斑猫有毒主破血 諸瘡瘰癧水道沒 (반묘유독주파혈 제창라력수도몰)

蜂房甘平治癎瘈 乳癰瘰癧牙疼劑 (봉방감평치간계 유옹라력아동제)

大風子熱治麻風 疥瘡梅毒燥濕蟲 (대풍자열치마풍 개창매독조습충)

木槿皮凉疥癬能 殺蟲止痒侵汁塗 (목근피량개선능 살충지양침즙도)

蛇退鹹平除瞖膜 腸痔蟲毒癎搐瘈 (사퇴함평제예막 장치충독간휵계)

松脂苦甘滋陰陽 驅風安臟膏貼瘡 (송지고감자음양 구풍안장고첩창)

密陀僧平止久痢 醫痔白癜治諸瘡 (밀타승평지구리 의치백전치제창)

第 五 章

簡 體 字 一 覽

중국어 단어장

(ㄱ)

가격	价格	jiàgé
가이드	导游	dǎoyóu
개찰구	检票口	jiǎnpiàokǒu
건널목	道口	dàokǒu
건조하다	干燥	gānzào
계산대	收银台	shōuyíntái
고속도로	高速公路	gāosùgōnglù
고르다	挑选	tiāoxuǎn
결항하다	停航	tíngháng
공항	机场	jīchǎng
구름이 많다	多云	duōyún
국내선	国内航班	guónèihángbān
국제선	国际航班	guójìhángbān
급행열차	直快	zhíkuài
기차	火车	huǒchē
기차역	火车站	huǒchēzhàn

(ㄴ)

눈이 내리다	下雪	xiàxuě

(ㄷ)

다리	桥	qiáo
도로	公路	gōnglù

(ㅁ)

매표소	售票处	shòupiàochù

(ㅂ)

바람이 불다	刮风	guāfēng
버스	公共汽车	gōnggòng qìchē
버스정류장	公车站	gōngchēzhàn
번개	闪电	shǎndiàn
보통열차	慢车	mànchē
비가 내리다	下雨	xiàyǔ
비자	签证	qiānzhèng
비행기	飞机	fēijī
비싸다	贵	guì

(ㅅ)

사거리	十字路口	shízìlùkǒu
사다	买	mǎi
속도제한	速限	sùxiàn
슈퍼마켓	超市	chāoshì
습하다	湿润	shīrùn
시간표	时刻表	shíkèbiǎo
시속	时速	shísù
시장	市场	shìchǎng
신호등	红绿灯	hónglǜdēng
싸다	便宜	piányi

(ㅇ)

안개	雾	wù
왕복	往返	wǎngfǎn
연착하다	晚点	wǎndiǎn
여권	护照	hùzhào
여비	旅费	lǚfèi
육교	天桥	tiānqiáo
우측통행	右行	yòuxíng
운전기사	司机	sījī
음주운전	酒后开车	jiǔhòukāichē
이륙하다	起飞	qǐfēi
인도	人行道	rénxíngdào
일방통행	单行道	dānxíngdào
입장권	门票	ménpiào

(ㅈ)

자전거	自行车	zìxíngchē
잔돈 거슬러주다	找钱	zhǎoqián
장마	霉雨(雨期)	méiyǔ(yǔqī)
전철	地铁	dìtiě
전철역	地铁站	dìtiězhàn
점원	店员	diànyuán
주유소	加油站	jiāyóuzhàn
주유하다	加油	jiāyóu
주차금지	禁止停车	jìnzhǐtíngchē
주차장	停车场	tíngchēchǎng
주행도로	行车道	xíngchēdào
지불하다	付钱	fùqián
진입금지	禁止进入	jìnzhǐjìnrù

(ㅊ)

차비	车费	chēfèi
차표	车票	chēpiào
착륙하다	着陆	zhuólù
체크인	登记	dēngjì
체크아웃	退房	tuìfáng
출발역	始发站	shǐfāzhàn

(ㅌ)

탑승하다	登机	dēngjī
태풍	台风	táifēng
택시	出租车	chūzūchē
터널	隧道	suìdào
터미널	客运站	kèyùnzhàn
특급열차	特快	tèkuài

(ㅍ)

팔다	卖	mài
편도	单程	dānchéng
편명	航班	hángbān
표지판	路牌	lùpái

(ㅎ)

호텔	饭店	fàndiàn
횡단보도	人行横道	rénxínghéngdào

가 ~ 김

简体	繁體
价	價
诃	訶
轲	軻
壳	殼
觉	覺
间	間
简	簡
奸	姦
监	監
鉴	鑒
闸	閘
钢	鋼
讲	講
开	開
个	箇
车	車
举	擧
检	檢
剑	劍
击	擊
见	見
坚	堅
牵	牽
结	結
诀	訣
谦	謙
经	經
庆	慶
轻	輕
计	計
继	繼
阶	階
贡	貢
课	課
过	過
锅	鍋
馆	館
关	關
观	觀
宽	寬
贯	貫
广	廣
坏	壞
桥	橋

揽 攬
饺 餃
区 區
购 購
龟 龜
军 軍
权 權
柜 櫃
贵 貴
归 歸
规 規
极 極
仅 僅
给 給
机 機
气 氣
记 記
几 幾

나 ~ 님

罗 羅
乐 樂
难 難
乱 亂
兰 蘭
来 來
宁 寧
卢 盧
农 農
浓 濃
脑 腦
楼 樓

다 ~ 등

团 團
断 斷
单 單
达 達
谈 談
当 當
党 黨
对 對
队 隊
导 導

岛	島
图	圖
独	獨
读	讀
顿	頓
东	東
动	動
铜	銅
头	頭
灯	燈
邓	鄧

라 ~ 립

诺	諾
览	覽
蓝	藍
丽	麗
历	歷
联	聯
连	連
恋	戀
敛	斂

灵	靈
绿	綠
论	論
笼	籠
了	瞭
龙	龍
类	類
刘	劉
陆	陸
岺	崙
离	離
临	臨

마 ~ 밀

马	馬
万	萬
网	網
卖	賣
买	買
骂	罵
麦	麥
面	麵

鸣	鳴
谋	謀
梦	夢
无	無
贸	貿
务	務
门	門

바 ~ 빙

饭	飯
发	發
罚	罰
变	變
边	邊
饼	餅
补	補
宝	寶
妇	婦
负	負
飞	飛
贫	貧

사 ~ 십

丝	絲
写	寫
产	産
状	狀
伤	傷
书	書
线	線
说	說
圣	聖
苏	蘇
诉	訴
扫	掃
续	續
孙	孫
谁	誰
纯	純
习	習
湿	濕
袭	襲
绳	繩
肾	腎

아 ~ 잉

儿	兒
亚	亞
恶	惡
压	壓
爱	愛
樱	櫻
药	藥
阳	陽
杨	楊
让	讓
样	樣
两	兩
语	語
亿	億
与	與
译	譯
缘	緣
热	熱
厌	厭
盐	鹽
叶	葉
营	營
艺	藝
礼	禮
吴	吳
乌	烏
痈	癰
运	運
郁	鬱
员	員
为	爲
卫	衛
韦	韋
阴	陰
议	議
异	異
认	認

자 ~ 징

杂	雜
长	長
场	場
肠	腸

脏	臟
载	載
贮	貯
适	適
战	戰
电	電
专	專
转	轉
钱	錢
节	節
绝	絕
点	點
郑	鄭
贞	貞
诸	諸
济	濟
赵	趙
枣	棗
鸟	鳥
则	則
证	證
职	職
进	進
陈	陳
诊	診
质	質
执	執

차 ~ 칭

赞	讚
灿	燦
创	創
厂	廠
处	處
铁	鐵
厅	廳
听	聽
体	體
聪	聰
虫	蟲
齿	齒
称	稱

타 ~ 특

叹	嘆
态	態
泽	澤
讨	討

파 ~ 핍

办	辦
败	敗
贝	貝
闭	閉
废	廢
标	標
风	風

하 ~ 희

虾	蝦
学	學
韩	韓
汉	漢
乡	鄉
宪	憲
显	顯
协	協
胁	脅
壶	壺
号	號
货	貨
华	華
环	環
还	還
欢	歡
会	會
划	劃
后	後
汇	匯

第六章

남기고 싶은 이야기

1. 韓藥(한약)이라 表記(표기)한 역사적 고찰

高麗(고려) 高宗(고종) 38년(1251년)에 鄕藥救急方(향약구급방)이 나왔다. 이 책은 현존하는 우리나라 사람이 편술한 가장 오래 된 藥物大典(약물대전)으로 꼽는다. 高麗(고려)後期(후기)에도 우리나라 사람이 編述(편술)한 醫書(의서)로 三和子鄕藥方(삼화자향약방), 鄕藥古方(향약고방), 鄕藥簡易方(향약간이방) 등이 나왔다.

朝鮮(조선) 太祖(태조)6년(1397년)에는 濟生院(제생원)을 설치하여 編纂(편찬)도 겸하게 하였고, 正宗(정종) 元年(원년)(1399년)에 鄕藥濟生集成方(향약제생집성방)이 발간되었다.

그 뒤 世宗(세종) 5년(1423년)에는 학자들을 明(명)나라에 보내 鄕藥(향약) 62種(종) 중에서 唐藥(당약)과 같지 않는 8종의 鄕藥(향약) 즉 丹蔘(단삼), 防己(방기), 紫苑(자원), 厚朴(후박), 芎歸(궁귀), 通草(통초), 獨活(독활), 京三棱(경삼능)의 사용을 금지시켰다. 이어서 160종 鄕藥草(향약초)의 채집시기를 12개월로 나누어 기재한 鄕藥採集月令歌(향약채집월령가. 世宗 10년. 1428년)를 만들었고, 世宗 15년(1433년)에는 鄕藥集成方(향약집성방) 85권을 발간했으니 이는 오늘날 藥劑學(약제학)에 해당되는 것으로 處方法(처방법), 服藥法(복약법), 製藥法(제약법) 등을 기록해두었다.

위에 보듯이 1251년부터 약 200여 년간 鄕藥(향약)이라고 표기했다.

朝鮮 明宗(명종) 9년(1554년) 魚叔權(어숙권)선생이 攷事撮要(고사촬요)라는 저서를 내면서 "動植物(동식물)에서 얻은 天然(천연) 藥材(약재)는

生藥(생약)" 이라 규정했다. 그리고 生藥으로 불렀다. 이때가 짧은 기간 동안 生藥으로 불리던 시기이다.

*참고로 1880년 일본 오오이(大井玄同)가 西洋(서양)의 pharmacognosy를 生藥(생약)이라 번역했고, 그 뒤 1890년 東京大學(동경대학) 시모야마(下山順一郎)교수에 의해서 처음으로 生藥學(생약학) 교과서가 출판되었다.

다시 말하면 生藥이란 말을 우리가 일본보다도 326년이나 먼저 사용 했다는 것을 알아두어야 할 사항이다.

東醫寶鑑(동의보감)은 宣祖(선조) 29년 王(왕)의 命(명)에 의해 許浚(허준)선생이 選集(선집)을 시작하여 光海君(광해군) 2년(1608년) 완성된 25冊(책)으로 鄕藥名(향약명) 640여종과 3400여개의 方劑(방제)가 수록되어 있다. 許浚(허준)선생은 그 책의 서문에 다음과 같이 기록해두었다. "우리나라는 中國(중국)보다 동쪽에 위치하면서 우리나라의 독특한 한의학이 있기 때문에 東醫(동의), 東藥(동약)이라 표시한다." 그 당시는 東藥이라 부르던 시기였다.

서울대학교 중앙도서관 奎章閣(규장각) 문서를 정리하던 서울대학교 약학대학 金信根(김신근)교수에 의해서 朝鮮時代(조선시대)의 官報(관보)에서 한약의 표기가 변한 것을 발견한다. 즉 朝鮮 高宗(고종) 初期(초기)에는 韓藥(한약)이라 표기 되었으나 高宗 末期(말기) 일본의 간섭이 심했을 때에는 漢藥(한약)이라 표기 된 것을 발견한 것이다. 이를 근거로 1986년 3월 10일 임시국회에서 漢藥(한약)의 표기를 韓藥(한약)으로 표기키로 의결하고 공표했다.

그래서 지금 우리는 韓藥이라 쓴다. 참고로 중국은 中藥(중약)이라 하고 일본은 漢藥(한약) 또는 和漢藥(화한약)이라고도 표기한다.

2. 東醫寶鑑(동의보감)이야기.

東醫寶鑑이 "유네스코 世界記錄遺産(세계기록유산)"으로 2009년 7월 31일 지정된 것에 대해서 中國 中醫學界(중의학계)에서는 몹시 불쾌한 표현들을 쏟아 냈습니다.

우리 입장에서 보면, 임상자료로 수 백 권에 달하는 朝鮮王室(조선왕실)의 內府醫方(내부의방), 즉 궁중의 오랜 처방전들을 총 망라해서 東醫寶鑑의 근거를 제공했다. 또 이 책의 편찬도 許浚 혼자서 이룬 것이 아니고 儒醫(유의) 鄭碏(정작)과 醫官(의관) 楊禮壽(양예수) 등 당대 최고 실력자들이 힘을 합쳐서 朝鮮王朝(조선왕조)가 지원하고 주관한 官選(관선) 冊(책)이다. 이런 노력으로 中國人(중국인)들 뿐만 아니라 세계인들도 놀랄만한 책이 만들어 진 것이다.

당시 東醫寶鑑은 그 이전까지 나온 醫書(의서)들의 編輯類型(편집유형)과는 전혀 다른 방법을 시도했고 그 점이 바로 이 책을 유명하게 만든 이유 중의 하나가 된다고들 지적한다.

편집의 기본 틀은 각 항목마다 病症(병증)과 處方(처방)을 빠짐없이 선별하여 수록하였고, 그 出典(출전)을 밝혀 後學(후학)들에게 참고하고 연구할 수 있는 여지를 남겨두었다.

또 한편으로는 중국의 한약재(唐材. 당재)보다는 우리나라에서 産出(산출)되는 한약재를 한글로 기록하여 우리 病(병)은 우리 藥(약)으로 치료하겠다는 身土不二(신토불이) 정신을 심었고, 각 古典(고전) 醫書(의서)를 참조했을 때는 인용한 학설이나 處方(처방)의 出典(출전)을 밝혀 두었다.

古典醫書(고전의서)에 쓰인 용량은 그 시대마다 度量衡(도량형)이 달라서 이를 그대로 쓰지 않고 오랜 경험에서 얻은 지식들을 살려 용량을 표준화 했다는 것도 큰 의미가 있는 일이였다.

한편으로 한의서마다의 醫術的(의술적) 이론들이 많아서 취사선택한 엄선된 精髓(정수)만을 골라서 의술과 임상에 완벽함을 기하려는 노력에 많은 칭찬을 하지 않을 수 없는 편집체제를 갖추고 있다는 것이 매우 주목 받는 대목이다.

당시 東醫寶鑑에 남겨진 유명한 이야기들을 소개 한다.

첫번째. 중국 광동지방의 관리였던 王氏(왕씨) 姓(성)을 가진 사람의 글에서는 “사람을 구하고 세상을 이롭게 하려는 마음으로 朝鮮에서 중국 황제에게 예물로 바친 東醫寶鑑을 베껴 오게 하여 私費(사비)로 출판을 했다. 그 결과 천하의 보배를 천하가 함께 보고 나눌 수 있으니 아름다운 일이 아닐 수 없다.” 라고 극구 칭찬한 예도 있다.

두 번째. 연암 朴趾源(박지원)의 熱河日記(열하일기)에서 중국에서 출판된 東醫寶鑑 이야기가 나온다. “25책으로 간행된 이 책은 판본이 몹시 아름다웠다. 이 책이 탐이 나서 사고 싶었지만 5兩이나 되는 책값 마련이 어려워서 결국 淩魚(능어)라는 사람이 중국어판 앞에 써놓은 序文만 베껴 써 왔는데 두고두고 애석하다.” 는 朴趾源이 말한 대목이 있다.

凌魚(능어)가 쓴 서문을 소개하면 다음과 같다. 朝鮮을 동양의 구석진 조그만 나라로 표현했다.

"구석진 외국나라의 책이 中國에서 행세하게 되었으니 담긴 이치가 훌륭하다면 땅(朝鮮)이 먼 것쯤이야 무슨 상관이 있겠느냐? 東醫寶鑑은 內經(내경)을 먼저 서술하여 근본을 다졌으며 外形(외형)을 서술하여 자세한 풀이를 보탰고, 이 후 雜病(잡병)과 湯液(탕액)과 針(침)과 뜸을 서술하여 질서 정연하게 편집 체계를 갖추어 사람 몸뚱이에 광명을 주었다."

앞에 말한 중국의 입장에서 표현한 말도 바로 凌魚 서문에 기록된 것이다. 즉 天元玉冊(천원옥책)에서 醫方集略(의방집략)까지 80 여권의 中國醫書(중국의서)를 참조했고 朝鮮의 醫書는 단 3권만 참조했다는 그 부분도 바로 凌魚 서문에 기록 된 것이다. 許浚선생이 시도한 처음 의도를 전혀 모르고 한 말이다.

어찌되었건 우리로서는 세계기록유산으로 지정된 것은 좋은 일이지만, 그렇다고 韓醫(한의)가 中醫(중의)보다 더 우수한 것이 입증되었다고 생각하는 것은 큰 잘못이라 생각한다.

선조들의 큰 한의학 유산을 가지고 있으면서도 이를 계승하고 발전시키지 못하는 정책 입안자들이나 열린 마음을 갖지 않고 있는 한의계나 약학계의 변화가 없이는 한의약학은 천대시 될 것이 뻔하다.

(2016년7월1일자 약사공론 12면에서 발췌)

3. 우리나라 침과 중국 침.

1938년 경성제국대학 후지다 료사쿠(藤田亮策)교수가 두만강 부근 延吉(연길) 小營子(소영자)에서 출토된 유물은 기원전 12-9세기 시대 무덤으로 추정한다. 여기서 骨針(골침) 9-21cm, 石針(석침)12-18cm, 熨石(위석. 돌을 불에 달궈 국부에 온열자극을 주는 돌) 등 대부분이 針(침)종류 유물이 출토 되었으며 현재 서울대 박물관에 남아 있다.

중국은 지금까지 침에 대한 가장 오래된 기록은 기원전 6세기의 상황을 쓴 좌전이 있으며, 침에 대한 확실한 실물은 기원전 2세기의 滿城漢墓(만성한묘)에서 나왔다. 砭石(폄석. 돌침. 실제로는 종기를 째기 위한 도구)이 중요 유물이다.

우리나라 침 유물은 小營子뿐 아니라 북한의 나진, 중국의 훈춘, 왕칭, 러시아의 말라야 포두세치카 등 주로 두만강 지역에서 나왔다. 당나라 유양잡조나 일본인들이 침술을 배우려고 고구려에 유학했다는 것이 日本史記(일본사기)에 나온다. 豆滿江(두만강) 유역이 침술전통이 계승된 지역으로 기록되고 남는다.

4. 食藥同源(식약동원)

-(東醫寶鑑(동의보감) 雜病編(잡병편)-.

安身之本 必修於食 (안신지본 필수어식)

救疾之道 惟在於藥 (구질지도 유재어약)

不明藥性者 不能以除病 (불명약성자 불능이제병)

故 食能排邪而 安臟腑 (고 식능배사이 안장부)

藥能活神養性而資血氣(약능활신양성이자혈기)

爲 人子者 不可不知此二事(위 인자자 불가부지차이사)

是故 君父有疾(시고 군부유질)

其先命而療之食療 不有然後命藥(기선명이료식료 불유연후명약)

故 孝子深知 食藥二性可也(고 효자심지 식약이성가야)

<u>醫者意也 隨時增損 物無定方</u>(의자의야 수시증손 물무정방)

-東醫寶鑑 雜病編 卷一 用藥-

"사람 병 다스리는 醫(의)는 意(의)와 통한다.-무슨 병에 무슨 처방이라고 고정되어 있는 것이 아니라-환자의 증상에 따라 수시로 加減(가감)-增損(증손)-해야지 그래서 일정한 처방은 없다." 는 뜻으로 해석된다.

5. 扁鵲(편작) 曰(왈) 病有六不治(병유육불치)

– 편작이 말한 병이 있어도 낫지 않는 6가지 –

교태불륜어리(驕恣不倫於理)	일불치(一不治)
경신중재(輕身重財)	이불치(二不治)
의식불능적(衣食不能的)	삼불치(三不治)
음양병장기부족(陰陽幷臟氣不足)	사불치(四不治)
형라불능복약(形羸不能服藥)	오불치(五不治)
신무불신약(信巫不信藥)	육불치(六不治)

6. 非人間 莫教韓方 (비인간 막교한방)

無誠意 莫教妙術(무성의 막교묘술)

非信藥 莫施韓藥(비신약 막시한약)

正道在近 柰何人間 求欲遠難乎(정도재근 내하인간 구욕원난호)

進學同昇塔(진학동승탑)

배움이란 탑에 오르는 것과 같다.

終須到上層(종수도상층)

끝내는 꼭대기에 올라가야지.

－洪仁謨－(조선 정조와 순조 때의 文臣)

第 七 章
漢字練習

鍼	灸
침 침	뜸 구
鍼	灸

經	絡
날 경	헌솜 락
經	絡

製	法
지을 제	법 법
製	法

秘	方
숨길 비	모 방
秘	方

水	腫
물 수	부스럼 종
水	腫

救	急
건질 구	급할 급
救	急

附	則
붙을 부	법칙 칙
附	則

炮	炙
구을 포	구울 자
炮	炙

修	治
닦을 수	다스릴 치
修	治

毒	性
독 독	성품 성
毒	性

劇	性
심할 극	성품 성
劇	性

除	去
제거할 제	갈 거
除	去

減	少
덜 감	적을 소
減	少

蜜	炙
꿀 밀	구울 자
蜜	炙

寒	性
찰 한	성품 성
寒	性

熱	症
뜨거울 열	증세 증
熱	症

涼	血
서늘할 량	피 혈
涼	血

蒸	製
찔 증	지을 제
蒸	製

微	溫
작을 미	따뜻할 온
微	溫

補	腎
기울 보	콩팥 신
補	腎

煎	煮
달일 전	삶을 자
煎	煮

切	斷
끊을 절	끊을 단
切	斷

破	碎
깨뜨릴 파	부술 쇄
破	碎

淸	潔
맑을 청	깨끗할 결
淸	潔

粗	末
거칠 조	끝 말
粗	末

細	末
가늘 세	끝 말
細	末

浸	泡
담글 침	거품 포
浸	泡

飲	片
마실 음	조각 편
飲	片

水	飛
물 수	날 비
水	飛

攪	拌
어지러울 교	섞을 반
攪	拌

飛	散
날 비	흩을 산
飛	散

焦	炒
그을릴 초	볶을 초
焦	炒

收	斂
거둘 수	거둘 렴
收	斂

止	瀉
그칠 지	쏟을 사
止	瀉

麥	麩
보리 맥	밀기울 부
麥	麩

粳	米
메벼 갱	쌀 미
粳	米

潤	燥
젖을 윤	마를 조
潤	燥

緩	下
느릴 완	아래 하
緩	下

止	嘔
그칠 지	노래할 구
止	嘔

研	粉
갈 연	가루 분
研	粉

醋	炙
초 초	구울 자
醋	炙

薑	汁
생강 생	즙 즙
薑	汁

潤	肺
젖을 윤	허파 폐
潤	肺

釀	造
빚을 양	지을 조
釀	造

軟	堅
연할 연	굳을 견
軟	堅

矯	味
바로잡을 교	맛 미
矯	味

防	腐
둑 방	썩을 부
防	腐

祛	痰
떨어없앨 거	가래 담
祛	痰

煮	沸
삶을 자	끓을 비
煮	沸

法	霜
법 법	서리 상
法	霜

歸	納
돌아갈 귀	바칠 납
歸	納

理	論
다스릴 이	말할 론
理	論

解	釋
풀 해	풀 석
解	釋

惡	寒
싫어할 오	찰 한
惡	寒

頭	痛
머리 두	아플 통
頭	痛

舌	苔
혀 설	이끼 태
舌	苔

局	所
판 국	바 소
局	所

發	赤
쏠 발	붉을 적
發	赤

腫	脹
부스럼 종	배부를 창
腫	脹

疼	痛
아플 동	아플 통
疼	痛

尿	濃
오줌 뇨	짙을 농
尿	濃

治	癒
다스릴 치	병나을 유
治	癒

效	能
본받을 효	능할 능
效	能

味	覺
맛 미	깨달을 각
味	覺

辨	別
분별할 변	나눌 별
辨	別

確	定
굳을 확	정할 정
確	定

累	積
묶을 누	쌓을 적
累	積

滋	補
불을 자	기울 보
滋	補

固	澁
굳을 고	그칠 삽
固	澁

燥	濕
마를 조	축축할 습
燥	濕

通	便
통할 통	똥오줌 변
通	便

消	散
사라질 소	흩을 산
消	散

病	變
질병 병	변할 변
病	變

咳	嗽
기침 해	기침 수
咳	嗽

症	狀
증세 증	형상 상
症	狀

脇	肋
옆구리 협	갈비 륵
脇	肋

動	悸
움직일 동	두근거릴 계
動	悸

規	律
법 규	법 률
規	律

配	合
아내 배	합할 합
配	合

依	據
의지할 거	의거할 거
依	據

單	行
홑 단	행할 행
單	行

相	須
서로 상	모름지기 수
相	須

相	使
서로 상	하여금 사
相	使

相	畏
서로 상	두려워할 외
相	畏

相	殺
서로 상	빠를 쇄
相	殺

相	惡
서로 상	미워할 오
相	惡

相	反
서로 상	돌이킬 반
相	反

重	濁
무거울 중	흐릴 탁
重	濁

妊	婦
아이밸 임	며느리 부
妊	婦

流	産
흐를 유	낳을 산
流	産

用	量
쓸 용	헤아릴 량
用	量

臨	床
임할 임	침대 상
臨	床

影	響
그림자 영	울림 향
影	響

處	方
살 처	모 방
處	方

兒	童
아이 아	아이 동
兒	童

健	壯
튼튼할 건	건장할 장
健	壯

湯	劑
끓일 탕	약지을 제
湯	劑

鐵	器
쇠 철	그릇 기
鐵	器

沸	騰
끓을 비	오를 등
沸	騰

開	閉
열 개	닫을 폐
開	閉

過	度
지날 과	법도 도
過	度

特	殊
수컷 특	죽일 수
特	殊

紹	介
이을 소	끼일 개
紹	介

先	煎
먼저 선	달일 전
先	煎

後	下
뒤 후	아래 하
後	下

別	炖
나눌 별	삶을 돈
別	炖

溶	解
흐를 용	풀 해
溶	解

冲	服
빌 충	옷 복
冲	服

意	識
뜻 의	알 식
意	識

鼻	腔
코 비	빈속 강
鼻	腔

製	型
지을 제	거푸집 형
製	型

膏	劑
살찔 고	약지을 제
膏	劑

錠	劑
제기이름 정	약지을 제
錠	劑

鉛	丹
납 연	붉을 단
鉛	丹

白	蠟
흰 백	밀랍 랍
白	蠟

粘	稠
끈끈할 점	빽빽할 조
粘	稠

打	撲
칠 타	칠 박
打	撲

密	封
빽빽할 밀	봉할 봉
密	封

濃	度
짙을 농	법도 도
濃	度

速	效
빠를 속	본받을 효
速	效

正	氣
바를 정	기운 기
正	氣

望	診
바랄 망	볼 진
望	診

問	診
물을 문	볼 진
問	診

聞	診
들을 문	볼 진
聞	診

切	診
끊을 절	볼 진
切	診

色	澤
빛깔 색	못 택
色	澤

豫	後
미리 예	뒤 후
豫	後

示	唆
보일 시	부추길 사
示	唆

衝	擊
찌를 충	부딪칠 격
衝	擊

重	篤
무거울 중	도타울 독
重	篤

黃	疸
누를 황	황달 달
黃	疸

隆	起
클 융	일어날 기
隆	起

邊	緣
가 변	가변 연
邊	緣

上	腕
위 상	팔 완
上	腕

飽	滿
물릴 포	찰 만
飽	滿

指	紋
손가락 지	무늬 문
指	紋

撓	側
구부러질 요	곁 측
撓	側

橫	紋
가로 횡	무늬 문
橫	紋

觀	察
볼 관	살필 찰
觀	察

瘦	瘠
파리할 수	파리할 척
瘦	瘠

齒	痕
이 치	흉터 흔
齒	痕

光	滑
빛 광	미끄러울 활
光	滑

萎	縮
마를 위	다스릴 축
萎	縮

强	硬
굳셀 강	굳을 경
强	硬

敏	捷
재빠를 민	이길 첩
敏	捷

短	縮
짧을 단	다스릴 축
短	縮

弄	舌
희롱할 농	혀 설
弄	舌

前	兆
앞 전	조짐 조
前	兆

舌	尖
혀 설	뾰족할 첨
舌	尖

剝	離
벗길 박	떼어낼 리
剝	離

食	積
밥 식	쌓을 적
食	積

瞳	孔
눈동자 동	구멍 공
瞳	孔

睡	眠
잘 수	잠잘 면
睡	眠

糞	便
똥 분	똥오줌 변
糞	便

頻	尿
자주 빈	오줌 뇨
頻	尿

婚	姻
혼인할 혼	혼인 인
婚	姻

職	業
벼슬 직	업 업
職	業

嗜	好
즐길 기	좋을 호
嗜	好

潮	熱
조수 조	더울 열
潮	熱

隨	伴
따를 수	짝 반
隨	伴

混	濁
섞을 혼	흐릴 탁
混	濁

觸	覺
닿을 촉	깨달을 각
觸	覺

遲	速
늦을 지	빠를 속
遲	速

綱	領
벼리 강	옷깃 령
綱	領

基	礎
터 기	주춧돌 초
基	礎

包	括
쌀 포	묶을 괄
包	括

筋	肉
힘줄 근	고기 육
筋	肉

關	節
빗장 관	마디 절
關	節

豊	富
풍성할 풍	가멸 부
豊	富

顔	面
얼굴 안	낯 면
顔	面

保	護
지킬 보	보호할 호
保	護

粛	降
엄숙할 숙	내릴 강
粛	降

宣	散
베풀 선	흩을 산
宣	散

適	宜
갈 적	마땅할 의
適	宜

絨	毛
융 융	털 모
絨	毛

機	序
틀 기	차례 서
機	序

膀	胱
쌍배 방	오줌통 광
膀	胱

輸	送
나를 수	보낼 송
輸	送

詳	細
자세할 상	가늘 세
詳	細

消	耗
사라질 소	줄 모
消	耗

特	徵
수컷 특	부를 징
特	徵

疲	勞
지칠 피	일할 로
疲	勞

槪	念
평미레 개	생각할 념
槪	念

構	成
얽을 구	이룰 성
構	成

精	選
정미로울 정	가릴 선
精	選

循	環
좇을 순	고리 환
循	環

遺	傳
끼칠 유	전할 전
遺	傳

症	候
증세 증	물을 후
症	候

咽	喉
목구멍 인	인후 후
咽	喉

口	脣
입 구	입술 순
口	脣

創	傷
비롯할 창	상처 상
創	傷

亢	進
목 항	나아갈 진
亢	進

濕	疹
축축할 습	홍역 진
濕	疹

骨	折
뼈 골	꺾을 절
骨	折

陰	囊
응달 음	주머니 낭
陰	囊

挾	食
낄 협	밥 식
挾	食

理	氣
다스릴 이	기운 기
理	氣

指	端
손가락 지	바를 단
指	端

夢	精
꿈 몽	정미 정
夢	精

崩	漏
무너질 붕	샐 루
崩	漏

糟	粕
전국 조	지게미 박
糟	粕

淺	眠
얕을 천	잠잘 면
淺	眠

流	淚
흐를 유	눈물 루
流	淚

訶	子
꾸짖을 가	아들 자
訶	子

葛	根
칡 갈	뿌리 근
葛	根

菊	花
국화 국	꽃 화
菊	花

甘	遂
달 감	이를 수
甘	遂

甘	草
달 감	풀 초
甘	草

羌	活
족이름 강	살 활
羌	活

薑	黃
생강 강	누를 황
薑	黃

乾	薑
마를 건	생강 강
乾	薑

芡	實
가시연 검	열매 실
芡	實

桂	枝
계수나무 계	가지 지
桂	枝

藁	本
마를 고	근본 본
藁	本

苦	蔘
쓸 고	인삼 삼
苦	蔘

穀	芽
곡식 곡	씨앗 아
穀	芽

昆	布
형 곤	베 포
昆	布

瓜	蒂
박 과	가시 체
瓜	蒂

藿	香
콩잎 곽	향기 향
藿	香

貫	衆
꿸 관	무리 중
貫	衆

槐	角
회나무 괴	뿔 각
槐	角

膠	飴
아교 교	엿 이
膠	飴

瞿	麥
볼 구	보리 맥
瞿	麥

蚯	蚓
지렁이 구	지렁이 인
蚯	蚓

韭	子
부추 구	아들 자
韭	子

狗	脊
개 구	등뼈 척
瞿	脊

龜	板
거북 귀	널빤지 판
龜	板

卷	柏
쇠뇌 권	측백 백
卷	柏

橘	葉
귤나무 귤	잎 엽
橘	葉

桔	梗
도라지 길	대개 경
桔	梗

南	星
남녘 남	별 성
南	星

蘆	根
갈대 노	뿌리 근
蘆	根

蘆	薈
갈대 노	무성할 회
蘆	薈

鹿	角
사슴 녹	뿔 각
鹿	角

綠	豆
초록빛 녹	콩 두
綠	豆

鹿	茸
사슴 녹	무성할 용
鹿	茸

雷	丸
우뢰 뇌	알 환
雷	丸

漏	蘆
샐 누	갈대 로
漏	蘆

丹	蔘
붉을 단	인삼 삼
丹	蔘

檀	香
박달나무 단	향기 향
檀	香

當	歸
당할 당	돌아갈 귀
當	歸

黨	蔘
무리 당	인삼 삼
黨	蔘

大	薊
큰 대	삽주 계
大	薊

大	戟
큰 대	창 극
大	戟

大	蒜
큰 대	달래 산
大	蒜

大	棗
큰 대	대추나무 조
大	棗

大	黃
큰 대	누를 황
大	黃

桃	仁
복숭아 도	어질 인
桃	仁

杜	仲
팥배나무 두	버금 중
杜	仲

藜	蘆
나라이름 여	갈대 로
藜	蘆

蓮	房
연꽃 연	방 방
蓮	房

馬	勃
말 마	일어날 발
馬	勃

痲	黃
삼 마	누를 황
痲	黃

芒	硝
까끄라기 망	초석 초
芒	硝

麥	芽
보리 맥	씨앗 아
麥	芽

明	礬
밝을 명	명반 반
明	礬

木	瓜
나무 목	오이 과
木	瓜

牡	蠣
수컷 모	굴 려
牡	蠣

木	賊
나무 목	도둑 적
木	賊

木	通
나무 목	통할 통
木	通

沒	藥
가라앉을 몰	약 약
沒	藥

礞	石
청몽석 몽	돌 석
礞	石

文	蛤
무늬 문	대합조개 합
文	蛤

薄	荷
엷을 박	연 하
薄	荷

斑	猫
얼룩 반	고양이 묘
斑	猫

半	夏
반 반	여름 하
半	夏

菝	葜
청미래 발	청미래 계
菝	葜

防	己
둑 방	자기 기
防	己

防	風
둑 방	바람 풍
防	風

白	芨
흰 백	바꽃 급
白	芨

白	薇
흰 백	고비 미
白	薇

百	部
일백 백	거느릴 부
百	部

白	芷
흰 백	구릿대 지
白	芷

白	朮
흰 백	차조 출
白	朮

鱉	甲
자라 별	갑옷 갑
鱉	甲

茯	苓
복령 복	도꼬마리 령
茯	苓

附	子
붙을 부	아들 자
附	子

硼	砂
붕산 붕	모래 사
硼	砂

萆	薢
비해 비	마름 해
萆	薢

檳	榔
빈랑나부 빈	나무이름 랑
檳	榔

氷	片
얼음 빙	조각 편
氷	片

射	干
궁술 사	방패 간
射	干

沙	蔘
모래 사	인삼 삼
沙	蔘

砂	仁
모래 사	어질 인
砂	仁

麝	香
사향노루 사	향기 향
麝	香

山	楂
뫼 산	떼 사
山	楂

山	藥
뫼 산	약 약
山	藥

珊	瑚
산호 산	산호 호
珊	瑚

三	稜
석 삼	모 릉
三	稜

商	陸
헤아릴 상	뭍 륙
商	陸

常	山
항상 상	뫼 산
常	山

桑	椹
뽕나무 상	버섯 심
桑	椹

生	薑
날 생	생강 강
生	薑

犀	角
무소 서	뿔 각
犀	角

石	膏
돌 석	살찔 고
石	膏

石	斛
돌 석	휘 곡
石	斛

石	葦
돌 석	갈대 위
石	葦

仙	茅
신선 선	띠 모
仙	茅

蟬	退
매미 선	물러날 퇴
蟬	退

蟾	酥
두꺼비 섬	연유 수
蟾	酥

細	辛
가늘 세	매울 신
細	辛

蘇	木
차조기 소	나무 목
蘇	木

蘇	葉
차조기 소	잎새 엽
蘇	葉

續	斷
이를 속	끊을 단
續	斷

松	節
소나무 송	마디 절
松	節

鎖	陽
쇠사슬 쇄	볕 양
鎖	陽

水	蛭
물 수	거머리 질
水	蛭

升	麻
되 승	삼 마
升	麻

柴	胡
섶 시	턱밑살 호
柴	胡

神	麴
귀신 신	누룩 국
神	麴

辛	夷
매울 신	오랑캐 이
辛	夷

阿	膠
언덕 아	아교 교
阿	膠

莪	朮
지칭개 아	차조 출
莪	朮

艾	葉
쑥 애	잎 엽
艾	葉

連	翹
잇닿을 연	깃털 교
連	翹

靈	芝
신령 령	지초 지
靈	芝

蜈	蚣
지네 오	지네 공
蜈	蚣

烏	梅
까마귀 오	매화나무 매
烏	梅

玉	竹
구슬 옥	대 죽
玉	竹

龍	骨
용 용	뼈 골
龍	骨

牛	黃
소 우	누를 황
牛	黃

鬱	金
막힐 울	쇠 금
鬱	金

遠	志
멀 원	뜻 지
遠	志

乳	香
젖 유	향기 향
乳	香

肉	桂
고기 육	계수나무 계
肉	桂

人	蔘
사람 인	인삼 삼
人	蔘

紫	根
자주빛 자	뿌리 근
紫	根

磁	石
자석 자	돌 석
磁	石

紫	菀
자주빛 자	자완 완
紫	菀

蟅	蟲
쥐며느리 자	벌레 충
蟅	蟲

蠶	砂
누에 잠	모래 사
蠶	砂

樟	腦
녹나무 장	뇌 뇌
樟	腦

豬	苓
돼지 저	복령 령
豬	苓

全	蝎
온전할 전	나무좀 갈
全	蝎

丁	香
고무래 정	향기 향
丁	香

蚤	休
벼룩 조	쉴 휴
蚤	休

竹	瀝
대 죽	거를 력
竹	瀝

竹	茹
대 죽	먹을 여
竹	茹

枳	殼
탱자나무 지	껍질 각
枳	殼

知	母
알 지	어미 모
知	母

地	楡
땅 지	느릅나무 유
地	楡

秦	艽
벼이름 진	나라끝 교
秦	艽

珍	珠
보배 진	구슬 주
珍	珠

陳	皮
늘어놓을 진	가죽 피
陳	皮

蒼	朮
푸를 창	차조기 출
蒼	朮

菖	蒲
창포 창	부들 포
菖	蒲

川	芎
내 천	궁궁이 궁
川	芎

天	痲
하늘 천	삼 마
天	痲

靑	黛
푸를 청	눈썹먹 대
靑	黛

菁	蒿
우거질 청	쑥 호
菁	蒿

側	柏
곁 측	나무이름 백
側	柏

梔	子
치자나무 치	아들 자
梔	子

沈	香
가라앉을 침	향기 향
沈	香

澤	蘭
못 택	난초 란
澤	蘭

澤	瀉
못 택	쏟을 사
澤	瀉

通	草
통할 통	풀 초
通	草

佩	蘭
찰 패	난초 란
佩	蘭

貝	母
조개 패	어미 모
貝	母

敗	醬
깨뜨릴 패	젓갈 장
敗	醬

萹	蓄
마디풀 편	쌓을 축
萹	蓄

蒲	黃
부들 포	누를 황
蒲	黃

蓽	撥
콩 필	다스릴 발
蓽	撥

鶴	蝨
학 학	이 슬
鶴	蝨

蛤	蚧
대합조개 합	조개이름 개
蛤	蚧

海	馬
바다 해	말 마
海	馬

杏	仁
살구나무 행	어질 인
杏	仁

玄	蔘
검을 현	인삼 삼
玄	蔘

香	薷
향기 향	모이버섯 유
香	薷

血	竭
피 혈	다할 갈
血	竭

荊	芥
모형나무 형	겨자 개
荊	芥

琥	珀
호박 호	호박 박
琥	珀

紅	花
붉을 홍	꽃 화
紅	花

滑	石
미끄러울 활	돌 석
滑	石

黃	芪
누를 황	단너삼 기
黃	芪

厚	朴
두터울 후	후박나무 박
厚	朴

黑	丑
검을 흑	소 축
黑	丑

豨	薟
멧돼지 희	가위톱 렴
豨	薟

副	作	用
버금 부	지을 작	쓸 용
副	作	用

巴	豆	霜
땅이름 파	콩 두	서리 상
巴	豆	霜

堅	甲	類
굳을 견	갑옷 갑	무리 류
堅	甲	類

鑛	物	類
쇳돌 광	만물 물	무리 류
鑛	物	類

貝	殼	類
조개 패	껍질 각	무리 류
貝	殼	類

鐵	製	網
쇠 철	지을 제	그물 망
鐵	製	網

直	接	煆
곧을 직	사귈 접	불사를 하
直	接	煆

蒸	溜	酒
찔 증	물방울 류	술 주
蒸	溜	酒

筋	痙	攣
힘줄 근	경련 경	걸릴 련
筋	痙	攣

觀	念	論
볼 관	생각 념	말할 론
觀	念	論

芳	香	性
꽃다울 방	향기 향	성품 성
芳	香	性

慢	性	病
게으를 만	성품 성	질병 병
慢	性	病

注	射	劑
물댈 주	궁술 사	약지을 제
注	射	劑

持	續	性
가질 지	이을 속	성품 성
持	續	性

無	欲	狀
없을 무	하고자할 욕	형상 상
無	欲	狀

陳	久	性
늘어놓을 진	오랠 구	성품 성
陳	久	性

片	痲	痺
조각 편	저릴 마	저릴 비
片	痲	痺

類	乾	苔
무리 유	마를 건	이끼 태
類	乾	苔

胃	陰	虛
밥통 위	응달 음	빌 허
胃	陰	虛

下	眼	瞼
아래 하	눈 안	눈꺼풀 검
下	眼	瞼

鼻	根	部
코 비	뿌리 근	거느릴 부
鼻	根	部

殘	尿	感
해칠 잔	오줌 뇨	느낄 감
殘	尿	感

膨	滿	感
부풀 팽	찰 만	느낄 감
膨	滿	感

自	覺	症
스스로 자	깨달을 각	증세 증
自	覺	症

旣	往	歷
이미 기	갈 왕	지낼 력
旣	往	歷

腦	障	害
뇌 뇌	가로막을 장	해칠 해
腦	障	害

灼	熱	感
사를 작	더울 열	느낄 감
灼	熱	感

頭	頂	部
머리 두	정수리 정	거느릴 부
頭	頂	部

起	立	性
일어날 기	설 립	성품 성
起	立	性

橫	膈	膜
가로 횡	흉격 격	막 막
橫	膈	膜

抵	抗	力
거스를 저	막을 항	힘 력
抵	抗	力

運	動	系
돌 운	움직일 동	이을 계
運	動	系

視	覺	系
볼 시	깨달을 각	이을 계
視	覺	系

腎	皮	質
콩팥 신	가죽 피	바탕 질
新	皮	質

橫	紋	筋
가로 횡	무늬 문	힘줄 근
橫	紋	筋

平	滑	筋
평평할 평	미끄러울 활	힘줄 근
平	滑	筋

寄	生	蟲
부칠 기	날 생	벌레 충
寄	生	蟲

淺	表	部
얕을 천	겉 표	거느릴 부
淺	表	部

興	奮	性
일 흥	떨칠 분	성품 성
興	奮	性

遊	走	性
놀 유	달릴 주	성품 성
遊	走	性

停	滯	性
머무를 정	막힐 체	성품 성
停	滯	性

滲	出	液
스밀 삼	날 출	진 액
滲	出	液

後	遺	症
뒤 후	끼칠 유	증세 증
後	遺	症

發	汗	法
쏠 발	땀 한	법 법
發	汗	法

循	環	系
좇을 순	고리 환	이을 계
循	環	系

電	解	質
번개 전	풀 해	바탕 질
電	解	質

不	整	脈
아니 부	가지런할 정	맥 맥
不	整	脈

狹	心	症
좁을 협	마음 심	증세 증
狹	心	症

半	覺	醒
절반 반	깨달을 각	깰 성
半	覺	醒

心	火	旺
마음 심	불 화	성할 왕
心	火	旺

齒	動	搖
이 치	움직일 동	흔들릴 요
齒	動	搖

牽	牛	子
끌 견	소 우	아들 자
牽	牛	子

決	明	子
터질 결	밝을 명	아들 자
決	明	子

鷄	內	金
닭 계	안 내	쇠 금
鷄	內	金

鷄	血	藤
닭 계	피 혈	등나무 등
鷄	血	藤

穀	精	草
곡식 곡	정미 정	풀 초
穀	精	草

骨	碎	補
뼈 골	부술 쇄	기울 보
骨	碎	補

括	蔞	仁
묶을 괄	쑥 루	어질 인
括	蔞	仁

枸	杞	子
호깨나무 구	나무이름 기	아들 자
枸	杞	子

金	櫻	子
쇠 금	앵두나무 앵	아들 자
金	櫻	子

金	銀	花
쇠 금	은 은	꽃 화
金	銀	花

金	錢	草
쇠 금	돈 전	풀 초
金	錢	草

糯	稻	根
찰벼 나	벼 도	뿌리 근
糯	稻	根

萊	菔	子
명아주 내	무우 복	아들 자
萊	菔	子

淩	霄	花
능가할 능	하늘 소	꽃 화
淩	霄	花

淡	豆	豉
묽을 담	콩 두	메주 시
淡	豆	豉

大	腹	皮
큰 대	배 복	가죽 피
大	腹	皮

代	赭	石
대신할 대	붉은흙 자	돌 석
代	赭	石

冬	葵	子
겨울 동	해바라기 규	아들 자
冬	葵	子

荔	枝	核
타래붓꽃 여	가지 지	씨 핵
荔	枝	核

馬	兜	鈴
말 마	투구 두	방울 령
馬	兜	鈴

麥	門	冬
보리 맥	문 문	겨울 동
麥	門	冬

牧	丹	皮
칠 목	붉을 단	가죽 피
牧	丹	皮

密	蒙	花
빽빽할 밀	입을 몽	꽃 화
密	蒙	花

密	陀	僧
빽빽할 밀	비탈질 타	중 승
密	陀	僧

胖	大	海
희생반쪽 반	큰 대	바다 해
胖	大	海

半	邊	蓮
반 반	가 변	연꽃 련
半	邊	蓮

白	殭	蠶
흰 백	굳어질 강	누에 잠
白	殭	蠶

白	檀	香
흰 백	박달나무 단	향기 향
白	檀	香

白	豆	蔻
흰 백	콩 두	두구 구
白	豆	蔻

白	頭	翁
흰 백	머리 두	늙은이 옹
白	頭	翁

白	茅	根
흰 백	띠 모	뿌리 근
白	茅	根

白	芍	藥
흰 백	함박꽃 작	약 약
白	芍	藥

白	蒺	藜
흰 백	남가새 질	나라이름 려
白	蒺	藜

番	瀉	葉
갈마들 번	쏟을 사	잎 엽
番	瀉	葉

伏	龍	肝
엎드릴 복	용 룡	간 간
伏	龍	肝

覆	盆	子
뒤집힐 복	동이 분	아들 자
覆	盆	子

浮	小	麥
뜰 부	작을 소	보리 맥
浮	小	麥

浮	萍	草
뜰 부	부평초 평	풀 초
浮	萍	草

佛	手	柑
부처 불	손 수	감자나무 감
佛	手	柑

枇	杷	葉
비파나무 비	비파나무 파	잎 엽
枇	杷	葉

絲	瓜	絡
실 사	오이 과	헌솜 락
絲	瓜	絡

使	君	子
하여금 사	임금 군	아들 자
使	君	子

蛇	床	子
뱀 사	침대 상	아들 자
蛇	床	子

山	茱	萸
뫼 산	수유 수	수유 유
山	茱	萸

山	慈	菇
뫼 산	사랑할 자	버섯 고
山	慈	菇

酸	棗	仁
초 산	대추 조	어질 인
酸	棗	仁

桑	寄	生
뽕나무 상	부칠 기	낳을 생
桑	寄	生

桑	白	皮
뽕나무 상	흰 백	가죽 피
桑	白	皮

桑	螵	帩
뽕나무 상	오징어 표	묶을 초
桑	螵	帩

徐	長	卿
천천할 서	긴 장	벼슬 경
徐	長	卿

旋	覆	花
돌 선	뒤집힐 복	꽃 화
旋	覆	花

仙	鶴	草
신선 선	학 학	풀 초
仙	鶴	草

蘇	合	香
차조기 소	합할 합	향기 향
蘇	合	香

小	茴	香
작을 소	회향풀 회	향기 향
小	茴	香

續	隨	子
이을 속	따를 수	아들 자
續	隨	子

熟	地	黃
익을 숙	땅 지	누를 황
熟	地	黃

鴉	膽	子
갈가마귀 아	쓸개 담	아들 자
鴉	膽	子

安	息	香
편안할 안	숨쉴 식	향기 향
安	息	香

罌	粟	殼
양병 앵	조 속	껍질 각
罌	粟	殼

夜	交	藤
밤 야	사귈 교	등나무 등
夜	交	藤

魚	腥	草
고기 어	비릴 성	풀 초
魚	腥	草

女	貞	子
계집 여	곧을 정	아들 자
女	貞	子

延	胡	索
끌 연	턱밑살 호	찾을 색
延	胡	索

五	加	皮
다섯 오	더할 가	가죽 피
五	加	皮

五	靈	脂
다섯 오	신령 령	기름 지
五	靈	脂

五	倍	子
다섯 오	곱 배	아들 자
五	倍	子

吳	茱	萸
나라이름 오	수유 수	수유 유
吳	茱	萸

烏	賊	骨
까마귀 오	도둑 적	뼈 골
烏	賊	骨

烏	梢	蛇
까마귀 오	나무끝 초	뱀 사
烏	梢	蛇

玉	米	鬚
구슬 옥	쌀 미	수염 수
玉	米	鬚

瓦	楞	子
기와 와	모 릉	아들 자
瓦	楞	子

龍	膽	草
용 용	쓸개 담	풀 초
龍	膽	草

牛	蒡	子
소 우	인동덩굴 방	아들 자
牛	蒡	子

禹	餘	粮
하우씨 우	남을 여	곡식 량
禹	餘	粮

郁	李	仁
성할 욱	오얏 리	어질 인
郁	李	仁

威	靈	仙
위엄 위	신령 령	신선 선
威	靈	仙

劉	寄	奴
죽일 유	부칠 기	종 노
劉	寄	奴

淫	羊	藿
음란할 음	양 양	콩잎 곽
淫	羊	藿

薏	苡	仁
율무 의	질경이 이	어질 인
薏	苡	仁

益	母	草
더할 익	어미 모	풀 초
益	母	草

茵	蔯	蒿
자리 인	더위지기 진	쑥 호
茵	蔯	蒿

紫	蘇	葉
자주빛 자	차조기 소	잎 엽
紫	蘇	葉

自	然	銅
스스로 자	그럴 연	구리 동
自	然	銅

紫	河	車
자주빛 자	물 하	수레 거
紫	河	車

葶	藶	子
취어초 정	개냉이 력	아들 자
葶	藶	子

皂	角	刺
하인 조	뿔 각	찌를 자
皂	角	刺

釣	鉤	藤
낚시 조	갈고리 구	등나무 등
釣	鉤	藤

地	骨	皮
땅 지	뼈 골	가죽 피
地	骨	皮

車	前	子
수레 차	앞 전	아들 자
車	前	子

蒼	耳	子
푸를 창	귀 이	아들 자
蒼	耳	子

川	楝	子
내 천	단향목 련	아들 자
川	楝	子

天	門	冬
하늘 천	문 문	겨울 동
天	門	冬

茜	草	根
꼭두서니 천	풀 초	뿌리 근
茜	草	根

天	竺	黃
하늘 천	대나무 축	누를 황
天	竺	黃

天	花	粉
하늘 천	꽃 화	가루 분
天	花	粉

靑	箱	子
푸를 청	상자 상	아들 자
靑	箱	子

草	豆	蔲
풀 초	콩 두	두구 구
草	豆	蔲

茺	蔚	子
익모초 충	풀이름 울	아들 자
茺	蔚	子

菟	絲	子
새삼 초	실 사	아들 자
菟	絲	子

巴	戟	天
땅이름 파	창 극	하늘 천
巴	戟	天

板	藍	根
널빤지 판	쪽 람	뿌리 근
板	藍	根

蒲	公	英
부들 포	공변될 공	꽃부리 영
蒲	公	英

蓽	澄	茄
콩 필	맑을 징	연줄기 가
蓽	澄	茄

夏	枯	草
여름 하	마를 고	풀 초
夏	枯	草

何	首	烏
어찌 하	머리 수	까마귀 오
何	首	烏

旱	蓮	草
가물 한	연꽃 련	풀 초
旱	蓮	草

寒	水	石
찰 한	물 수	돌 석
寒	水	石

合	歡	皮
합할 합	기쁠 환	가죽 피
合	歡	皮

海	狗	腎
바다 해	개 구	신장 신
海	狗	腎

海	桐	皮
바다 해	오동나무 동	가죽 피
海	桐	皮

海	浮	石
바다 해	뜰 부	돌 석
海	浮	石

香	附	子
향기 향	붙을 부	아들 자
香	附	子

血	餘	炭
피 혈	남을 여	숯 탄
血	餘	炭

胡	桃	肉
턱밑살 호	복숭아 도	고기 육
胡	桃	肉

胡	蘆	巴
턱밑살 호	갈대 로	땅이름 파
胡	蘆	巴

花	蕊	石
꽃 화	꽃술 예	돌 석
花	蕊	石

黑	芝	麻
검을 흑	지초 지	삼 마
黑	芝	麻

胡	黃	蓮
턱밑살 호	누를 황	연꽃 련
胡	黃	蓮

海	風	藤
바다 해	바람 풍	등나무 등
海	風	藤

火	麻	仁
불 화	삼 마	어질 인
火	麻	仁

藥	性	變	形
약 약	성품 성	변할 변	모양 형
藥	性	變	形

治	療	需	要
다스릴 치	병고칠 료	구할 수	구할 요
治	療	需	要

九	蒸	九	曝
아홉 구	찔 증	아홉 구	쬘 폭
九	蒸	九	曝

精	血	補	益
정미 정	피 혈	기울 보	더할 익
精	血	補	益

純	淨	處	理
새실 순	깨끗할 정	살 처	다스릴 리
純	淨	處	理

粉	碎	處	理
가루 분	부술 쇄	살 처	다스릴 리
粉	碎	處	理

切	斷	處	理
끊을 절	끊을 단	살 처	다스릴 리
切	斷	處	理

藥	味	矯	正
약 약	맛 미	바로잡을 교	바를 정
藥	味	矯	正

密	接	聯	關
빽빽할 밀	사귈 접	잇닿을 연	빗장 관
密	接	聯	關

人	體	反	應
사람 인	몸 체	되돌릴 반	응할 응
人	體	反	應

治	療	效	果
다스릴 치	병고일 료	본받을 효	실과 과
治	療	效	果

臟	腑	經	絡
오장 장	장부 부	날 경	헌솜 락
臟	腑	經	絡

適	應	範	圍
갈 적	응할 응	법 범	둘레 위
適	應	範	圍

呼	吸	困	難
부를 호	숨들이쉴흡	괴로울 곤	어려울 난
呼	吸	困	難

意	識	不	明
뜻 의	알 식	아니 불	밝을 명
意	識	不	明

疾	病	性	質
병 질	병 병	성품 성	바탕 질
疾	病	性	質

病	症	對	應
병 병	증세 증	대답할 대	응할 응
病	症	對	應

相	乘	作	用
서로 상	탈 승	지을 작	쓸 용
相	乘	作	用

相	互	抑	制
서로 상	서로 호	누를 억	마를 제
相	互	抑	制

揮	發	性	分
휘두를 휘	쏠 발	성품 성	나눌 분
揮	發	性	分

服	藥	時	間
옷 복	약 약	때 시	사이 간
服	藥	時	間

携	帶	貯	藏
끌 휴	띠 대	쌓을 저	숨길 장
携	帶	貯	藏

整	體	觀	念
가지런할 정	몸 체	볼 관	생각할 념
整	體	觀	念

言	語	錯	亂
말씀 언	말씀 어	섞일 착	어지러울 란
言	語	錯	亂

體	位	變	換
몸 체	자리 위	변할 변	바꿀 환
體	位	變	換

四	肢	痙	攣
넉 사	사지 지	힘줄당길 경	걸릴 련
四	肢	痙	攣

神	經	痲	痺
귀신 신	날 경	저릴 마	저릴 비
神	經	痲	痺

正	虛	邪	實
바를 정	빌 허	간사할 사	열매 실
正	虛	邪	實

肌	膚	甲	錯
살 기	살갗 부	갑옷 갑	섞일 착
肌	膚	甲	錯

皮	下	脂	肪
가죽 피	아래 하	기름 지	기름 방
皮	下	脂	肪

茸	狀	乳	頭
무성할 용	형상 상	젖 유	머리 두
茸	狀	乳	頭

頭	蓋	縫	合
머리 두	덮을 개	꿰맬 봉	합할 합
頭	蓋	縫	合

上	方	凝	視
위 상	모 방	엉길 응	볼 시
上	方	凝	視

共	同	偏	視
함께 공	같을 동	치우칠 편	볼 시
共	同	偏	視

鼻	翼	呼	吸
코 비	날개 익	부를 호	숨들이쉴 흡
鼻	翼	呼	吸

甲	狀	腺	腫
갑옷 갑	형상 상	샘 선	부스럼 종
甲	狀	腺	腫

尿	意	促	迫
오줌 뇨	뜻 의	재촉할 촉	닥칠 박
尿	意	促	迫

半	表	半	裏
절반 반	겉 표	절반 반	속 리
半	表	半	裏

倦	怠	無	力
게으를 권	게으를 태	없을 무	힘 력
倦	怠	無	力

惡	寒	戰	慄
싫어할 오	찰 한	싸울 전	두려워할 율
惡	寒	戰	慄

病	邪	侵	襲
병 병	간사할 사	침노할 침	엄습할 습
病	邪	侵	襲

腸	燥	便	秘
창자 장	마를 조	똥오줌 변	숨길 비
腸	燥	便	秘

膀	胱	氣	閉
방광 방	오줌통 광	기운 기	닫을 폐
膀	胱	氣	閉

聽	力	減	退
들을 청	힘 력	줄 감	물러날 퇴
聽	力	減	退

胸	內	苦	悶
가슴 흉	속 내	쓸 고	번민할 민
胸	內	苦	悶

新	陳	代	謝
새 신	늘어놓을 진	대실할 대	사례할 사
新	陳	代	謝

發	病	因	子
쓸 발	병 병	인할 인	아들 자
發	病	因	子

自	律	神	經
스스로 자	법률 률	귀신 신	날 경
自	律	神	經

血	液	調	節
피 혈	진 액	고를 조	마디 절
血	液	調	節

中	樞	神	經
가운데 중	지도리 추	귀신 신	날 경
中	樞	神	經

大	腦	邊	緣
큰 대	뇌 뇌	가 변	가장자리 연
大	腦	邊	緣

解	毒	機	能
풀 해	독 독	틀 기	능할 능
解	毒	機	能

膽	汁	分	泌
쓸개 담	즙 즙	나눌 분	흐를 비
膽	汁	分	泌

四	肢	軀	幹
넉 사	사지 지	몸 구	줄기 간
四	肢	軀	幹

精	神	意	識
정미 정	귀신 신	뜻 의	알 식
精	神	意	識

思	惟	活	動
생각 사	생각 유	살 활	움직일 동
思	惟	活	動

體	液	平	衡
몸 체	진 액	평평할 평	저울대 형
體	液	平	衡

免	疫	維	持
면할 면	염병 역	바 유	가질 지
免	疫	維	持

後	天	之	本
뒤 후	하늘 천	갈 지	근본 본
後	天	之	本

血	液	循	環
피 혈	진 액	좇을 순	고리 환
血	液	循	環

水	分	濾	過
물 수	나눌 분	거를 여	지날 과
水	分	濾	過

視	床	下	部
볼 시	침대 상	아래 하	거느릴 부
視	床	下	部

腦	下	垂	體
뇌 뇌	아래 하	드리울 수	몸 체
腦	下	垂	體

肝	腎	同	源
간 간	콩팥 신	같을 동	근원 원
肝	腎	同	源

糟	粕	轉	化
전국 조	지게미 박	구를 전	될 화
糟	粕	轉	化

飮	食	不	節
마실 음	밥 식	아닐 부	마디 절
飮	食	不	節

房	事	過	度
방 방	일 사	지날 과	법도 도
房	事	過	度

病	理	産	物
병 병	다스릴 리	낳을 산	만물 물
病	理	産	物

發	現	部	位
쏠 발	나타날 현	거느릴 부	자리 위
發	現	部	位

皮	下	組	織
가죽 피	아래 하	끈 조	짤 직
皮	下	組	織

偏	衰	狀	況
치우칠 편	쇠할 쇠	형상 상	하물며 황
偏	衰	狀	況

氣	滯	血	瘀
기운 기	막힐 체	피 혈	병 어
氣	滯	血	瘀

百	病	之	長
일백 백	병 병	갈 지	긴 장
百	病	之	長

慢	性	炎	症
느릴 만	성품 성	불탈 염	증세 증
慢	性	炎	症

氣	勢	激	烈
기운 기	세력 세	물흘러들격	세찰 렬
氣	勢	激	烈

顔	面	紅	潮
얼굴 안	낯 면	붉을 홍	조수 조
顔	面	紅	潮

口	脣	乾	燥
입 구	입술 순	하늘 건	마를 조
口	脣	乾	燥

膿	性	鼻	汁
고름 농	성품 성	코 비	즙 즙
膿	性	鼻	汁

齒	齦	出	血
이 치	잇몸 은	날 출	피 혈
齒	齦	出	血

邪	正	鬪	爭
간사할 사	바를 정	싸울 투	다툴 쟁
邪	正	鬪	爭

正	勝	邪	退
바를 정	이길 승	간사할 사	물러날 퇴
正	勝	邪	退

扶	正	祛	邪
도울 부	바를 정	떨어없앨 거	간사할 사
扶	正	祛	邪

滋	補	强	壯
붙을 자	기울 보	굳셀 강	장성할 장
滋	補	强	壯

輾	轉	反	側
구를 전	회전할 전	되돌릴 반	곁 측
輾	轉	反	側

嗜	眠	傾	向
즐길 기	잠잘 면	기울 경	향할 향
嗜	眠	傾	向

卵	巢	膿	腫
알 란	집 소	고름 농	부스럼 종
卵	巢	膿	腫

子	宮	根	腫
아들 자	집 궁	뿌리 근	부스럼 종
子	宮	根	腫

組	織	間	隙
끈 조	짤 직	사이 간	틈 극
組	織	間	隙

心	筋	硬	塞
마음 심	힘줄 근	굳을 경	막힐 색
心	筋	硬	塞

腰	膝	疼	痛
허리 요	무릎 슬	아플 동	아플 통
腰	膝	疼	痛

風	水	相	搏
바람 풍	물 수	서로 상	잡을 박
風	水	相	搏

腎	絲	球	體
콩팥 신	실 사	공 구	몸 체
腎	絲	球	體

潤	腸	通	便
젖을 윤	창자 장	통할 통	똥오줌 변
潤	腸	通	便

肝	膽	濕	熱
간 간	쓸개 담	축축할 습	더울 열
肝	膽	濕	熱

陰	囊	水	腫
응달 음	주머니 낭	물 수	부스럼 종
陰	囊	水	腫

滋	陰	降	火
붙을 자	응달 음	내릴 강	불 화
滋	陰	降	火

六	淫	之	邪
여섯 육	음란할 음	갈 지	간사할 사
六	淫	之	邪

祛	風	散	寒
떨어없앨 거	바람 풍	흩을 산	찰 한
祛	風	散	寒

王	不	留	行
임금 왕	아닐 불	머무를 유	행할 행
王	不	留	行

大	豆	黃	卷
큰 대	콩 두	누를 황	쇠뇌 권
大	豆	黃	卷

冬	蟲	夏	草
겨울 동	벌레 충	여름 하	풀 초
冬	蟲	夏	草

紫	花	地	丁
자주빛 자	꽃 화	땅 지	고무래 정
紫	花	地	丁

눈으로 읽고 써보는

韓 藥 漢 字(한약한자) 개정3판

1판 1쇄 2004년 3월 02일
증보1판 1쇄 2004년 7월 15일
개정2판 1쇄 2019년 8월 25일 / 발행 2019년 9월 01일
개정3판 1쇄 2020년 2월 24일 / 발행 2020년 3월 02일
지은이 / 약학박사. 육 창 수, 김 양 일
펴낸곳 / 顺 学 堂
서울특별시 마포구 토정로 222(신수동) 한국출판콘텐츠센터 3층 301호
등록 / 2001.10.23 제10-2238호
전화 / 02) 719-6116
팩스 / 02) 719-6120
e-mail / shd6116@chol.com
Homepage / www.shdbooks.co.kr

ISBN 979-11-87621-40-9
20,000원